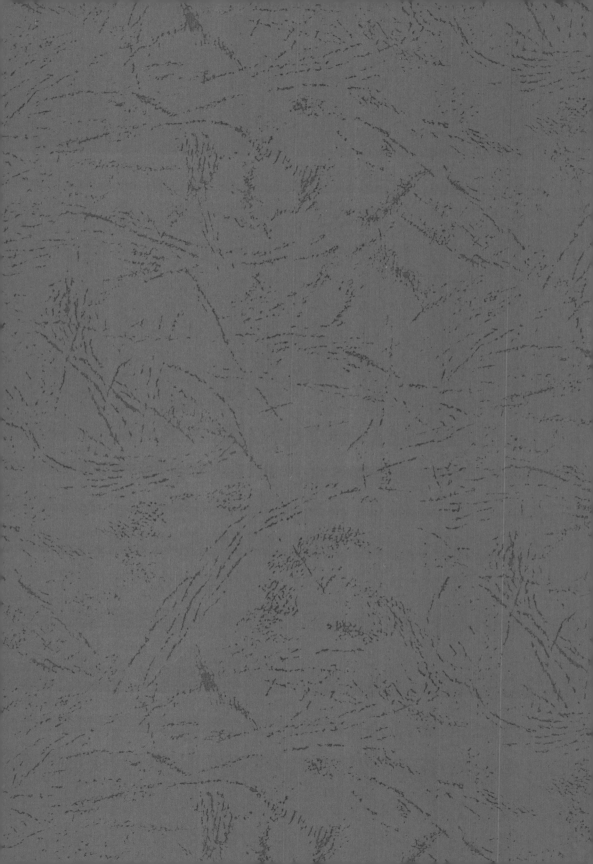

[最新图文版]

护肝

就这么

容易

主编／ 刘维鹏

编者／ 申志方　申志美　申廷贤　柴一兵

勾彦康　巩俊芳　李志国　王小勇

关芬珠　王　振　张　静

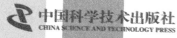

中国科学技术出版社
CHINA SCIENCE AND TECHNOLOGY PRESS

北京

图书在版编目（CIP）数据

护肝就这么容易 / 刘维鹏主编 . -- 修订本 . -- 北京 : 中国科学技术出版社，2017.4

ISBN 978-7-5046-7431-9

Ⅰ . ①护… Ⅱ . ①刘… Ⅲ . ①肝疾病—防治 Ⅳ . ① R575

中国版本图书馆 CIP 数据核字 (2017) 第 057547 号

策 划 编 辑	崔晓荣	
责 任 编 辑	黄维佳	
装 帧 设 计	李志国	
责 任 校 对	龚利霞	
责 任 印 制	马宇晨	

出　　　　版	中国科学技术出版社	
发　　　　行	科学普及出版社发行部	
地　　　　址	北京市海淀区中关村南大街 16 号	
邮　　　　编	100081	
发 行 电 话	010-62103130	
传　　　　真	010-62179148	
网　　　　址	http://www.cspbooks.com.cn	

开　　　　本	720mm×1000mm　　1/16	
字　　　　数	170 千字	
印　　　　张	16.5	
版 、 印 次	2017 年 4 月第 2 版第 1 次印刷	
印　　　　装	北京盛通印刷股份有限公司	
书　　　　号	ISBN 978-7-5046-7431-9 / R・2018	
定　　　　价	39.90 元	

内容提要

　　编者从饮食、生活起居、情绪管理、理疗、运动和用药等方面介绍了数百种护肝养肝的实用方法，并对肝病治疗用药的常识和禁忌给读者做了普及和提醒。其特点是"简单、易懂、全面、实用"。相信在本书的帮助下，读者能够轻松摆脱肝病困扰，真正体会到：护肝，就这么容易！

前　言

　　肝脏在代谢和多项职能中都发挥着主要作用，还具有解毒功效。正是因为这样，肝脏很容易受到各种疾病的侵犯，比如劳累、酗酒、药物、病毒感染等都有可能引发肝病。据调查，肝病在全世界都流行广泛，但是仍然有许多人对肝病常识知之甚少。

　　针对这种令人担忧的情况，本书专家从科学、实用的角度出发，为您详细介绍了肝病的基本常识、常规检查、常见误区，还从生活习惯、情绪、饮食、运动、理疗、用药等方面教您全方位防治肝病。

　　肝病可以分为病毒性和非病毒性，其中以乙肝和脂肪肝最为常见。肝病的早期症状通常不明显，都是类似面色晦暗、脸色发黄、蜘蛛痣等不能引起人们重视的表现。因此，充分了解肝病的基本常识和征兆，做好预防工作尤为重要。

　　肝病与人们的日常生活习惯息息相关，熬夜、睡眠不足等看似微不足道的小事都会影响肝功能，久之就有可能引发难缠的肝病。本书专家从生活各个细节着手，教您养成良好的生活习惯，从容护肝治肝。另外，还针对各种常见病症讲述了一些应对方法。

　　医学专家经过调查表明，人在情绪低落的时候身体免疫力会下降，对肝病的影响尤为深重。暴躁、抑郁的情绪不但会损害肝脏，还会加重病情、影响治疗。因此，想要维持肝脏健康应该先从心理上进行调节，才能达到事半功倍的护肝治肝效果。

不良的饮食习惯会让人们在不知不觉中加重肝脏负担，甚至患上肝病。由此可见，合理饮食、均衡营养对健康非常重要。本书专家贴心为您讲述了维护肝脏健康的饮食原则，还为您区分了常见食物和饮品对肝脏的不同作用。

运动被公认为是强身健体、辅助治疗的最佳选择，肝病同样适用。但肝病患者与其他患者情况不同，忌讳大量运动。对此，本书专家为您介绍了肝病患者运动的注意事项，并且教您一些简单实用的养肝方式。动静结合，双重护肝。

理疗传承了中医几千年的精髓，能从根本上调节人体功能，不会对肝脏产生任何副作用，而且效果较佳。本书专家以护肝治肝为出发点，为您推荐了多种理疗方法，按摩、针刺，应有尽有。

治疗肝病，用药马虎不得，稍有不慎就会起到反面作用。所以，本书专家详细阐述了各种常见肝病症状的用药原则及一些常见的西药。另外，还为您列出了对肝脏百利而无一害的中草药，帮您安全护肝治肝。

本书涵盖护肝治肝的各个方面，内容丰富，语言通俗简洁，方法简便易行。不用怀疑，专家教您护肝就是这么容易。

编　者

目　录

【第二章】

这样护肝很实用

【第三章】
肝病与情绪密切相关

第四章

饮食，让肝脏重新焕发活力

【第五章】

运动，护肝之道

【第六章】

中医理疗防治肝病

〖第七章〗

肝病用药必知常识

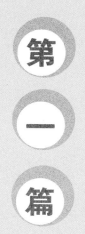

第一篇

关于肝，您了解多少

社会中有数以亿计的人患有肝病或携带肝病病毒，专家认为，这种危害性极大的疾病，应以预防为主。因此，本章将为您全面讲解肝病的基本常识和相关检查，还为您分析了肝病的先兆及易患肝病的人群等，帮助您对肝病产生正确的认知，为预防肝病做充足的准备。

一、了解肝病常识

生活中，诱发肝病的因素非常多，肝病的种类也非常多。本节将为您介绍一些常见的肝病，比如乙肝、脂肪肝等。另外还为您介绍了常见的肝检查方法，帮您全面了解肝病。

♥ 肝脏的功能

肝脏位于人体腹部右侧横膈膜之下，在胆囊前、右边肾脏前方、胃上方，是一个多功能的器官。

肝脏可以转化来自体内和体外的各种非营养物质，比如代谢产物、毒素、药物等，然后通过新陈代谢将它们排出体外。肝脏可以将有毒物质经过生物转化变成无毒或低毒物质；可以将无法转变但可以溶于水的物质以原形从尿液或胆汁排除；还可以将那些影响细胞代谢的脂溶性物质通过酶系作用灭活，从而转变成水溶性物质排出体外。

肝脏还可以进行合成代谢、分解代谢、能量代谢，帮助消化吸收蛋白质、维生素、矿物质等。肝脏将蛋白质分解为氨基酸、淀粉分解为葡萄糖、脂肪分解为脂肪酸，然后再根据自身需要合成相应的蛋白质、脂肪等能量物质，从而维持机体各项活动的正常运行。

除此以外，肝脏还具有分泌胆汁，免疫防御，造血、储血调节循环血量的功能，还能够进行肝脏再生。总之，一旦肝脏被损伤，人的健康就会受到影响。

❤ 肝病的主要症状

肝病在早期通常没有明显的症状，最初一般是消化道表现出异常，比如厌油腻、食欲差、呕吐、腹泻等，还会伴随全身乏力、容易疲劳。另外还有一些患者皮肤黄、眼睛黄和尿黄，即常说的黄疸。慢性肝病也可能出现肝掌或者蜘蛛痣，肝掌是指掌心泛白无血色；蜘蛛痣则类似蚊虫叮咬后的症状，但轻轻按压痣中心时痣会消失，放开后又重新出现。

当肝病严重时，由于肝功能减退会经常出现牙龈出血、痔疮出血、胃肠道出血等，而且难以止住，但如果消化道出血则表示病情已经极为严重。除此之外，肝腹水也是在肝病晚期才会出现的症状。

❤ 肝病的危害

肝病患者由于肝功能衰退，分泌胆汁量有所减少，导致食欲不佳、营养不平衡，从而破坏肠道环境，久之造成机体内各种生理病变。再加上肝脏功能低下，机体免疫力也会随之下降，容易引发其他常见的疾病，比如糖尿病、溶血性贫血等。

肝病不仅可以威胁患者的健康甚至生命，还会使得患者情绪抑郁，在生活、社交等过程中受到歧视。所以，人们必须随时关注自己的身体状况，一旦发现异常及早到医院进行检查；

而肝病病毒携带者、患者也应调整好心态，积极治疗，让自己保持健康的同时也可避免传染给其他人。

❤ 肝区疼痛不等于肝炎

有些人时常会感觉肝脏部位隐隐作痛，便认为自己患了肝炎。其实，这种想法是片面的，肝区疼痛并不代表就是患了肝炎。肝脏周围还有其他的脏器组织，可能是这些脏器组织出现了问题，却因为挨得太近，而使人误以为肝区痛。

当一个人久坐时，可能会使肋间肌肉受到压迫，使肝区产生疼痛。此时，只要改变姿势，进行适当地活动就可以缓解疼痛。

另外，肝脓肿、肝癌、胆管癌等症也可引起肝区疼痛，患者应前往医院进行详细的检查，以免与肝炎混淆。除了肝脏疾病，胸膜、肺部组织病变也会使肝区疼痛，剧烈的咳嗽也可能引起肝区疼痛。总之，患者应对症治疗。

❤ 肝病的主要分类

目前病毒性肝炎主要分为甲、乙、丙、丁、戊5种类型，另外两种肝炎病毒类型的致病性尚未证实。经医学研究发现，我国乙肝病毒感染率在50%以上，其中乙肝病毒表面抗原携带率接近10%。全国慢性肝炎患者超过两千万例，每年因肝病死亡的人数不下30万，其中一半为原发性肝细胞癌，绝大多数与乙、丙肝炎病毒感染有关。另外，在治疗方面，现有的药物几乎不能实现乙肝病毒转阴，但每年却有极少数病毒携带者可自行转阴。

非病毒性肝病主要分为由于细胞内脂肪堆积过多而发生

病变的脂肪性肝病；长期大量饮酒损伤肝脏的酒精性肝病；药物、生物酶素或者化学毒物等引起的药物或毒物肝病；还有因为体内新陈代谢异常导致的新陈代谢异常性肝病。

　　肝病患者一定要坚持科学有效地治疗方法，不听信江湖术士的胡言乱语，积极配合医生治疗。另外，要坚持科学的饮食疗法。在医生的指导下，药物和饮食双管齐下，方可使病情早日康复。

❤ 甲肝的基本常识

　　甲肝是一种急性传染病，只要及时医治就可治愈。想要避免再次感染就必须进行支持疗法及适当休息。对于甲肝患者来说，轻度患者可在家疗养，重症患者则必须住院进行治疗，待病情好转方可回家疗养。症状明显时期的患者必须卧床休息，切忌饭后散步，直到症状改善后方可适当调整。出院后的患者，也必须经历一个全休、半休的过渡阶段。还有一点需要注意的是，患者的饮食必须从营养学及医学双方面进行考虑。避免过度饮酒及使用损害肝脏的药物。

　　甲肝的治疗方法有两种：支持疗法。黄疸型肝炎患者需卧床休息，多食新鲜的蔬菜及水果。症状严重者，可打点滴补充身体所需的矿物质；中医治疗法。病情较严重的患者可以尝试此疗法。

❤ 真实的乙肝

　　大多数人对乙肝的了解并不全面，甚至有些人完全不了解乙肝，谈起乙肝就表现得一脸惶恐，对乙肝患者更是避之不及。还有些人认为乙肝根本无法治愈，跟绝症差不多，这些其实都只是人们对乙肝的片面认识。

首先，乙肝病毒携带者不能结婚的说法是错误的。只不过，乙肝病毒携带者在结婚前需要进行详细地身体检查。如果检查结果显示乙肝抗原抗体为阴性，应立刻注射乙肝疫苗，当身体产生抗体以后才可以结婚。

另外，女性乙肝患者不能哺乳的观点也不全面。只要婴儿在出生后及时注射乙肝疫苗，就会对乙肝病毒产生一定的免疫力，是完全可以接受母乳喂养的。而且母乳喂养病毒清除率比奶瓶喂养要高，对婴儿健康十分有利。需要注意的是，乳头有炎症的女性患者不宜喂养婴儿。

💜 被误解的澳抗

关于澳抗，大家或多或少都有所了解。"澳抗"就是乙肝表面抗原，英文简称HBsAg。好多人认为"澳抗"就是乙肝，这种观点是不对的。澳抗阳性是乙肝病毒携带者，即乙肝表面抗原携带者。目前，病毒携带者可分为急性病毒携带者和慢性病毒携带者两种。

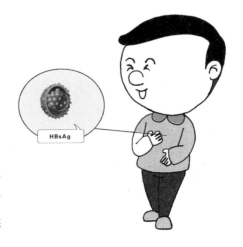

急性乙肝病毒携带者，是指平时体检显示一切正常，却突然感染乙肝病毒的人群。对于急性乙肝病毒携

带者来说，只要让乙肝表面抗原阳性自然转阴即可控制病情。

慢性乙肝病毒携带者，是指体检中发现乙肝表面抗原多次呈阳性，在很长一段时间内没有得到改善的人群。这部分患者乙肝表面抗原转阴的概率很小，且没有合适的特效药及疗法将其治愈。只要肝脏没有病变，乙肝各项指标没有变化，慢性乙肝病毒携带者就不需用药，但一定要定期检查肝功能，一般3~6个月就应去医院检查一次。

❤ 慧眼识乙肝与丙肝

乙肝与丙肝的传播方式、临床表现等都十分相似，以致很多时候会发生误诊。乙肝与丙肝主要都是通过输血、使用血制品及静脉注射毒品等方式进行传播的，其临床表现也常使人混淆，从而导致误诊。

虽然两者的临床表现很相似，但丙肝患者很多时候并没有具体的症状，也不会出现黄疸。正因为丙肝的临床症状不明显不能及时被患者察觉，所以当患者被医生检查出患有丙肝时，多数已经发展为慢性丙肝，治疗难度也随之增加。另外，在检查肝功能时，丙肝患者单项转氨酶经常居高不下或者反复波动，这也常令医生无法正确判断出患者的病情。

乙肝与丙肝都可转变为慢性肝炎甚至引起肝硬化，但两者相比较而言，丙肝慢性化及肝硬化发展的倾向更严重，而且发生癌变的可能性也比乙肝高。患者需要注意的是，乙肝和丙肝因为相似的传播途径，很容易发生重叠感染。一旦乙肝与丙肝重叠感染，癌变的可能性将大大增加，可引发重型肝炎甚至导致死亡。

❤ 了解丙肝

很多人都听说过甲肝、乙肝，可对什么是丙肝却不太了解。丙肝是由丙肝病毒引起的肝脏疾病，主要是因为输血、使用血制品及静脉注射毒品及母婴、性行为进行传播的。丙肝如果治疗不及时，很容易发展为慢性肝炎，最后导致肝硬化及肝癌。

丙肝是以输血为主要传播途径的，在已知的丙肝患者中，约有50%的人是因为输血或使用血制品而引起的。另外还有一些患者是因为使用不洁的针头、文身、文眉、打耳洞等感染丙肝病毒，从而引发丙肝的。

据了解，一旦发生急性丙肝，50%~60%的患者会发展成为慢性丙肝，而且如果慢性丙肝继续发展，约有两成的患者会发生肝硬化，严重者会逐渐发展成肝癌。所以，一旦患上丙肝，患者应高度注意，积极配合治疗，防止病情继续发展。日常生活中应避免共用牙刷，打针、输血时更需加倍注意，能不打针、输血，就尽量避免打针、输血。

丙肝病毒的潜伏期很长，有可能3~5年才发病，也有可能10~20年都没有任何症状。但当它被检查出来往往已经很严重了，治疗起来也十分困难，而且潜伏的时间越长，治疗的难度就越大。

虽然丙肝病毒的发病很难预料，但我们可以早做预防，找出易感人群，做到病情早发现、早治疗。那么，到底哪些人是丙肝病毒的易感人群呢？

首先，曾经做过手术、输过血的人，应该高度注意，这类人群感染丙肝的可能性最大。再就是有外伤的人或做过血液透析及口腔出血、文身、文眉、扎耳洞的人患丙肝的概率也很大。另外，家中有丙肝患者的，最好避免皮肤损伤或出血，因为丙肝病毒主要是通过血液进行传播的，一旦皮肤出现损伤或出血症状，就极易感染丙肝病毒。

❤ 丁肝，预防为主

丁肝是由丁肝病毒与乙肝病毒共同引发的肝部病症，丁肝与乙肝的传播途径也基本相似，主要是因为输血及使用血制品而传染。

丁肝病毒与乙肝病毒可发生重叠，患者一旦重叠感染，会加重肝部的损害，引发慢性肝炎，导致肝硬化及肝癌。另外，如果在日常生活中经常接触携带有丁肝病毒的体液及分泌物，这些体液和分泌物便很容易通过破损的皮肤感染给健康人群。有时，蚊虫叮咬也会使丁肝病毒进入健康人的血液中，诱发丁肝。

现代医学对于丁肝并没有非常有效的治疗方法，而且一般的肝功能检查也不能检查出丁肝，必须要经过特异血清学的检查才能确定丁肝。所以，丁肝应以预防为主。接种乙肝疫苗，是预防各种肝炎的有效方法，肝炎的易感人群应积极主动地接种乙肝疫苗。

❤ 药物性肝炎

提起药物性肝炎，很多人都不了解。药物性肝炎，顾名思义，就是药物引起肝脏受损所导致的炎症。引发药物性肝炎有以下几种原因：患者本身肝功能不好，又服用了伤肝的药物；患其他病症，所用药物伤肝；经常服用的一些保健品，有的伤肝；肝具有解毒和代谢药物的功能，大量药物囤积，可能造成肝脏受损。因此，医生建议，患者在服用药物前一定要确定药物是否伤肝，如果已经服用了伤肝药物，则必须到医院进行检查。

如果患者在治疗感冒等一些常见病时，出现异常情况，应及时就医。因为，好多药物性肝炎都是由感冒服药引起的。如果是糖尿病或是甲亢等富贵病患者，也应经常到医院检查肝功能。因为，这类病是长期用药者，一定程度上会损害肝脏。如果是平时经常服用保健品的患者，要注意其中是否有伤肝物质。

❤ 黄褐斑又称肝斑

很多人可能不知道，黄褐斑又称肝斑，是面部黑变病的一种。有人可能会问，既然提到了"肝"，那么它和肝病到底有没有直接关系呢？这也是很多黄褐斑患者十分关心的问题。其实，黄褐斑之所以被称为肝斑，是因为斑点的颜色与肝脏的颜色相似，并不是肝病的征兆。

但是，如果说黄褐斑与肝病没有关系，也不完全正确。我们知道，黄褐斑患者多数为女性，且较多发生在孕妇或月经不调的女性身上。特殊时期的女性身体比较虚弱，经常会出现体内阴阳失衡的症状，故易患黄褐斑。

消极的情绪，过度劳累也会引发黄褐斑。气大伤肝，而生气后，身体中的郁气不能排除，就会影响到肝脏功能，引发黄褐斑。而过度劳累，会使肝脏脾胃功能受损，也能生成黄褐斑。除以上两点外，饮食不当，也会损害肝功能，从而导致黄褐斑。可以看出，这些原因都跟肝脏有直接或间接的关系，所以说，黄褐斑也不是完全跟肝脏无关。

❤ 肝硬化常识

肝硬化是一种常见的慢性进行性肝病，发病初期由于肝脏代偿功能比较强而无明显症状，后期则主要表现为肝功能损害和门脉高压，并且会累及其他系统，晚期会出现许多并发症，如上消化道出血、继发感染、肝性脑病、脾功能亢进、腹水，甚至可能发生癌变。

肝硬化是一种弥漫性肝损害疾病，是由一种或多种病因长期或反复作用的结果。这些病因导致病理组织学上的肝细胞广泛坏死，残存的肝细胞进行结节性再生，结缔组织增生，以及纤维隔形成；然后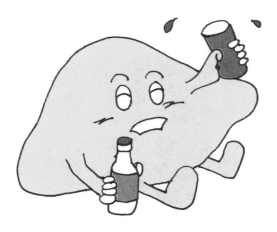肝小叶被破坏，并且形成假肝小叶，肝脏逐渐变形、变硬，最终演化为肝硬化。

病毒性肝炎是引起肝硬化的主要原因，如乙肝、丙肝；酒精性肝硬化和血吸虫性肝硬化也比较常见；另外，脂肪肝、胆汁淤积、药物、营养等方面的问题若长期存在都有可能导致肝硬化。具体情况分析如下：

第一，病毒性肝炎极易引发门静脉性肝硬化，尤其是慢性乙肝。

第二，血吸虫病同样可以引发门静脉高压，而且症状显著。这是因为在人患有血吸虫病时，血吸虫虫卵会在汇管区刺激结缔组织使其增生，然后导致肝纤维化，形成肝硬化。

第三，酒精也是肝硬化的罪魁祸首。目前，专家质疑酒精对肝脏有直接毒性作用，它能够使肝细胞严重被损伤或者坏死，主要表现为肝细胞线粒体肿胀、线粒体嵴参差不齐。可见长期饮酒容易导致肝硬化这一观点无可厚非。

第四，肝内胆汁淤积或者肝外胆管阻塞会导致胆红素浓度增高，从而损害肝细胞，久而久之形成原发胆汁性肝硬化或者继发性胆汁肝硬化。

第五，如果长期食用被黄曲霉毒素污染的食物会导致肝细胞中毒，长期使用四环素、双醋酚丁、甲基多巴、异烟肼、辛可芬、甲氨蝶呤等药物可产生中毒性或药物性肝炎，这些最终都会导致肝硬化；另外，长期或反复接触黄磷、四氯化碳、砷、氯仿等。

第六，营养不良会造成肝细胞免疫力下降，从而变成肝硬化的间接成因。

❤ 转氨酶升高原因多

很多时候，肝炎患者在进行肝功能检测时，都会发现一种被称为转氨酶的物质普遍升高的情况。那么，转氨酶到底是什么东西呢？原来，转氨酶是催化氨基酸与酮酸之间氨基转移的一种酶，能直接参与氨基酸的分解和合成，是人体代谢过程中不可缺少的"催化剂"。

当人体肝细胞发生病变、坏死、中毒时，转氨酶便会被释放到血液里，使血清转氨酶升高。在肝功能的化验中，常需要对血液中的谷丙转氨酶及谷草转氨酶进行检测。对于症状不明显的肝炎患者来说，便是因体内转氨酶升高而检测出肝部异常的，从而抓住了治疗的最佳时机。

其实，除了肝细胞损害外，还有很多疾病也会使转氨酶升高，例如，肠道寄生虫病、肝脓肿、脂肪肝等。另外，人体各器官均含有不同量的转氨酶，因此，患有心肌炎、肺结核、胆囊炎、流感及血吸虫病等，转氨酶也会出现不同程度的升高。

大多数肝病患者都把转氨酶和肝功能相提并论，认为转氨酶正常与否反映了肝功能的好坏。其实这种观点并不全面，虽然转氨酶的升高可能预示着肝功能受损，但它们之间的关系并不成正比。

虽然转氨酶是肝细胞重要成分之一，且转氨酶升高对身体极为不利，但转氨酶升高也是有众多原因的，并不一定全是由肝部疾病引起的。

首先，我们应该了解病毒、细菌感染和人体毒素过多等都会引起转氨酶的升高。当体内堆积的废物太多，影响血液循环时，转氨酶也会升高，提醒人们"清理"体内废气、废物。另外，长期大量饮酒者，也会出现转氨酶升高的现象，这主要是因为长期饮酒会使身体处于营养不良的情况，从而使转氨基酶升高。

提起转肽酶，大多数人都是一副摸不着头脑的样子。的确，我们一般所听到的都是转氨酶与肝脏的关系，而对于转肽酶，我们甚至不知道这是一种什么物质。

其实，转肽酶与肝脏也有着很密切的联系。转肽酶即血清 γ－谷氨酰转肽酶，也称 γ－谷氨酰基转移酶。转肽酶可与肝脏中的谷胱甘肽相结合，帮助肝脏排毒。值得注意的是转肽酶在肝脏中的活性较低，医生可以依据转肽酶的高低来诊断肝脏的状况。

通常，急性肝炎会使转肽酶中度升高，如果持续升高，就预示着向慢性肝炎发展。如果是慢性肝炎，转肽酶也会中度升高，持续升高证明恶化，降低证明好转，小范围波动证明反复难治。化验肝功能时，如果转肽酶升高，应及时就医。肝癌患者的转肽酶升高，预示着病情的加重。

❤ 全面了解脂肪肝

对于脂肪肝，只有先了解它的症状，才能及时预防和治疗。其实有一些早期的脂肪肝征兆，只要能引起大家的重视，是完全可以及早发现、及早治疗的。那么脂肪肝到底有哪些征兆呢？我们来一起看一下。

日常生活中，如果出现食欲不振有可能是脾胃出了问题，但也可能是脂肪肝来袭。如果食欲不振并伴随恶心、呕吐、腹胀等症状，就要多留意，这些症状正是脂肪肝的早期表现。另外需要注意的是，内分泌失调也是脂肪肝较常见的症状之一。这时候，患者的身体可能会出现蜘蛛痣，一旦出现蜘蛛痣，患者就应立即就医，进行肝功能检查。

如果出现舌炎、消化道出血、牙龈出血、口角炎等维生素缺乏症状，也要多加留意，如果多项检查查不出病因的话，就要考虑是不是脂肪肝在作怪。

脂肪肝可以分为酒精性脂肪肝和非酒精性脂肪肝。其中，肥胖型脂肪肝是最常见的非酒精性脂肪肝之一。如果人体肝脏脂肪含量超标，就说明已经逐渐形成了脂肪肝。

脂肪肝的病变可分为单纯性脂肪肝、脂肪性肝炎及脂肪性肝硬化三个阶段。当脂肪肝患者病症不明显，病情较轻时便在体检中发现患有脂肪肝，这个阶段可称之为单纯性脂肪肝。此时病情还不严重，比较容易治疗。而如果在检查中发现肝脏细胞已经发生炎症，并且转氨酶持续升高，就会形成脂肪性肝炎。如果在治疗过程中，病情无法控制，出现纤维结缔组织增生，则会发展为脂肪性肝硬化，这就增加了治疗难度。而且脂肪性肝硬化在治疗中很容易发生病变，久而久之就会发展为肝癌，导致肝功能衰竭，治疗起来更棘手。可见，治疗脂肪肝，应做到早发现、早治疗。

❤ 透视酒精肝

酒精肝全称酒精性脂肪肝，是生活中最为常见的肝脏病变。一般可以分为三类：酒精性脂肪肝、酒精性肝炎及酒精性肝硬化这三类可以独立出现，也可能同时出现。酒精肝初期通常无明显症状，因而想在初期通过症状进行预防比较困难；但随着病情的发展，中期则呈现类似慢性肝炎的表现，消化系统出现一些症状，如食欲不振、恶心呕吐、全身乏力。容易疲劳、腹胀等；如果仍未加以治疗，就会演变成重度脂肪肝，即酒精性肝炎、肝纤维化，甚至可能发展成肝硬化。

虽然酒精肝的症状不明显，但只要仔细关注身体变化还是有迹可寻的，因为酒精肝早期肝脏已经发生了病变，其常见症状为：蜘蛛痣，肝掌等；恶心、呕吐、体重减轻、黄疸、腹痛及腹泻、发热等；继而肝脏肿大并有压痛感；然后出现门脉高压及合并症。

在治疗酒精肝时，为了避免对肝脏的二次伤害，应该尽量选择一些毒副作用比较小的天然植物药来护肝。

❤ 老年肝炎的特征

一般来讲，肝炎患者的年龄在60岁以上时，我们称之为老年肝炎。老年人身体免疫力下降，机体修复能力降低，肝功能的再生能力也比较弱，并且对药物不再敏感，这便增加了治疗的难度。

老年肝炎常以慢性肝炎、肝硬化为主，多数患者已经患病多年。因诸多原因，使得急性肝炎发展为慢性肝炎、肝硬化，治疗过程缓慢，且需要长期服药。老年肝炎以乙肝为主，且多患有其他脏器疾病，加大了治疗的难度。老年患者在治疗肝炎的同时，还要考虑到其他疾病，用药方面更需要谨慎，且用药量不宜过大，这使得肝炎的治疗过程缓慢，甚至经较长时间的治疗后，仍不见起色。

所以，老年肝炎患者应每隔一段时间就体检一次，进行全面、系统的检查，并且在进行肝功能检测的同时，还应加大对其他脏器的检查。

❤ 解读"蜜月肝炎"

"蜜月肝炎"即新婚夫妇在度蜜月时，被传染上肝炎。

"蜜月肝炎"发生的原因可能是夫妻一方仅是肝炎病毒慢性携带者，在准备婚礼及操办婚礼过程中，过于劳累，又大量饮酒，再加上蜜月期性生活无节制，使得身体免疫力急剧下降，导致肝炎病毒发作，使携带者发病。有时

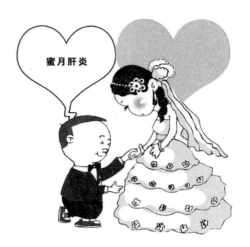

候，体质较弱的患者还有可能一下子发展为重型肝炎，从而加大了治疗的困难性。

　　所以，在结婚之前男女双方都应进行详细的身体检查，如果有过肝炎病史，且肝功能仍有异常，就应该将婚礼延后，待身体各项指标恢复正常后再结婚。男女双方在操作婚礼时，应注意休息，不可过于劳累，以免损害身体健康。

❤ 令人谈之色变的肝癌

　　近年来，癌症越来越令人们恐慌，其中就包括肝癌。肝癌的潜伏期长，且发展速度较快。肝癌患者常表现为食欲下降、消化不良、恶心、发热、消瘦乏力、下肢水肿，有时还伴有出血症状。因此，对于肝癌，我们必须有预防观念。首先，肝功能不好的患者应合理饮食，辛辣油腻等刺激性食物应少食。其次，必须定期进行肝功能检查，及早发现肝部异常，及早治疗。

　　目前，肝癌的治疗方法有：手术治疗、放化疗、生物治

疗、中医中药治疗等，对于不同的肝癌患者，采用的治疗方法也会有所不同。

科学研究表明，肝癌也是一种家族性病症，与遗传、生活环境、生活习惯有很大关系。在频繁出现肝癌患者的家庭中，患者家属应该采取一些预防措施，最好能离开肝癌高发的大环境，还要定期进行肝功能检查。

当肝炎患者发生肝硬化且病情仍继续恶化时，很容易导致肝癌。肝癌初期一般没有任何症状，而一旦出现病症，肝癌很有可能已经到了晚期。

当肝癌由初期慢慢发展为晚期时，肝部会出现持续性胀痛或钝痛，有时从肝部到右肩都会有疼痛感。如果肝癌结节破损裂开，还会使肝部坏死的组织及血液流进腹腔，导致腹部疼痛难忍。而且，肝癌患者肝部会越来越肿大，肝表面呈现出不规则的硬块，所以当人们在看肝癌患者的上腹部时，会发现这个部位经常是隆起、饱满的状态。需要注意的是，有的肝癌患者直到肝癌晚期时才会出现黄疸症状。

肝病患者最担心的一个问题就是肝部癌变。据了解，现在全球乙肝病毒携带者约有3亿多，而每年新增的肝癌患者可高达100万左右，这个数据令世人恐慌。那么，到底哪些患者及人群更易发生肝癌呢？

首先，有慢性乙肝、慢性丙肝及肝硬化的患者，患肝癌的可能性远远高于急性肝炎患者及其他人群。其次，有肝癌家族史的肝炎患者，发生肝患的可能性更高。肝炎具有一定的遗传性，家族中如果有肝炎及肝癌病史，这类患者一旦发生肝炎，癌变的可能性会大大增加。

另外，经常接触黄曲霉毒素、亚硝胺化合物及农药的肝炎患者，患上肝癌的可能性也会增大。这些有毒物质会伤害到人体的肝脏，肝炎患者应尽量避免长期接触。还有一点，也是引发肝癌的重要因素，那就是长期酗酒。长期大量饮酒，一直是导致肝炎的主要原因，若是患肝炎后依旧酗酒，80%~90%的患者会引发肝癌。

❤ 正解"肝功能不全"

肝功能不全是指因肝细胞严重受损所引起的肝脏结构破坏，使肝脏的分泌、合成、代谢、解毒等功能发生障碍，出现黄疸、腹水、严重感染等症状。

引起肝功能不全症状的原因很多，常见的有细菌、病毒感染或药品中毒、免疫功能异常、营养不良及遗传因素等。各类细菌、病毒都可对肝脏功能造成损害，引发病毒性肝炎。还有一些人患病之后，习惯自行购药，在不完全了解药物的功效下服用，经常会加重肝脏负担使药物中的一些毒副物质无法排出，导致肝脏受损，进而引发肝功能不全。

另外，有些药品的使用说明书中会标明"肝功能不全者慎用"的字样，但这里所提到的肝功能不全者与真实意义上的意思有所区别。药品说明书上的肝功能不全，是一种广义的说法，意思就是只要肝脏方面有问题的患者都忌用，包括病毒携带者、肝脏轻微受损者。

❤ 肝功能检查全面讲解

通过各种生化试验方法检测与肝脏功能代谢有关的各项指

标，以反映肝脏功能基本状况的检查，就是肝功能检查。肝脏具有多种代谢功能，能供应肝动脉及门静脉双重血液，还包含有肝静脉及胆道两条输出通道，含有多种酶，被称为人体内的"中心实验室"。

正是因为肝脏有这么多功能，所以对于肝功能的检查方法也有很多。一般来讲，与肝功能有关的蛋白质检查包括血清总蛋白、白蛋白与球蛋白之比、血清浊度和絮状试验及甲胎蛋白检查等；与肝病有关的血清酶类检查有谷丙转氨酶、谷草转氨酶、碱性磷酸酶及乳酸脱氢酶等。

除了这些，还有跟生物转化及排泄有关的检查，以及与胆色素代谢有关的试验等检查，种类繁多。而医生在了解患者的肝功能状况时，一般会选几种具有代表性的肝功能项目进行检测。所以，肝功能检测正常，并不代表没有肝病，相反，肝功能检测异常，也不一定就是患有肝病。肝功能检测完毕后，应进行全面综合的分析，以判断肝功能是否正常。另外，在进行肝功能检查时，受检者应空腹抽血，以免食物使血脂等指标升高影响检查结果。

肝功能检查大致可分为四大类，分别是：肝细胞损伤情况、肝脏排泄功能、肝脏贮备功能及肝脏间质变化的检查。

肝细胞损伤试验主要是检测各种血清酶。例如，谷丙转氨酶、谷草转氨酶、碱性磷酸酶等。其中，谷丙转氨酶、谷草转氨酶能敏感地提示出肝细胞损伤及损伤程度，尤其是对急性肝细胞损伤，谷丙转氨酶最为敏感，谷草转氨酶则能较准确地反映出肝细胞的损伤程度。

肝脏排泄检查主要是检测肝脏对胆红素、胆汁酸及一些药物的排泄清除能力。如果检查结果显示胆红素进行性上升且谷丙转氨酶下降，则是肝病病情加重的信号，原有肝病有可能转变为重型肝炎。

肝脏贮备功能的检查主要是通过检查血浆蛋白及凝血酶原时间来了解肝脏的合成功能，判断肝脏的贮备能力。如果结果显示血浆蛋白下降，则表示肝脏蛋白的合成能力减弱；如果凝血酶原时间延长，则说明肝脏对于凝血因子的合成能力降低。

肝脏间质变化的检查主要是对血清蛋白电泳及球蛋白进行检测，通过球蛋白增高的程度来判断慢性肝病的发展过程。

患者需要检查肝功能中的蛋白、脂质及糖代谢，必须空腹抽取血样。这是因为食物对体内血清蛋白、脂质等造成一定影响，使检查结果不能真实反映患者的身体状况。肝功能采血的最佳时间为：第二天早饭前后即距前一天晚餐不超过14小时，如果空腹时候过长，化验结果也会不准确。

另外，患者如果只是检查血清氨基转移酶，则没有空腹的限制。但是早晨、中午、晚上不同的时间段，血清氨基转移酶的活力也是不同的，所化验的结果也就不相同。为了确保数据的准确性，患者最好选择固定的时间（早上或上午为佳）抽取血样，进行血清氨基转移酶检测。

♥ 尿二胆检查

尿二胆指的是尿胆原及尿胆红素，正常情况下，尿胆原呈弱阳性，尿胆红素则呈阴性。当肝细胞发生损害时，尿胆原和尿胆红素均会升高且尿胆红素比血清胆红素会更早一步升高。在病毒性肝炎前期便可出现尿胆红素异常现象，有利于及时发现并控制病情。

尿胆原比尿胆红素更加敏锐，能灵敏地反映出肝细胞损害的程度，尿胆原检查也是一种及时发现早期肝炎的有效方法。当肝炎患者出现阻塞性黄疸或肝内胆汁淤积时，尿胆原和尿胆红素也能及时传达病情。这个时候，尿胆原会明显减少，甚至完全消失，而尿胆

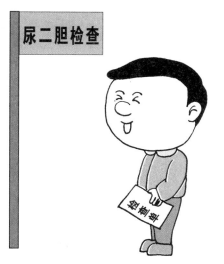

红素则会呈现出阳性反应。所以说，肝病患者进行尿二胆检查是很有必要的，它能准确地将肝病的真实情况呈现在医生面前。

❤ 慎重对待肝穿刺检查

肝穿刺即肝脏组织活检，其创伤性很大，很多肝炎患者并不愿意接受肝穿刺检查。不过当肝病发展到一定阶段且肝脏被破坏得较为严重时，则必须做肝穿刺进行进一步检查及治疗。

像各型病毒性肝炎、酒精性肝炎、肝结核及脂肪肝等临床上较难诊断的慢性肝病，往往需要通过肝穿刺来确定患者肝脏的病变情况，为诊断提供可靠的依据。另外，肝穿刺检查还能了解肝组织的病理变化。有些慢性肝炎患者感染肝病病毒的时间较长，但体内肝病病毒的含量却不高，这时候就要进行肝穿刺检查，以了解肝部准确的病变情况。

肝脓肿患者必要时需通过肝穿刺来抽取肝内脓液，并注入药物，对其进行治疗，虽然会给患者带来一定的痛苦，但比手

术治疗创伤性要小得多。

虽然肝穿刺能确诊一些普通检测方法无法确诊的肝病，也能了解肝脏损害的程度，但因为肝穿刺抽取的肝组织很小，有时也不能完全正确地诊断出病情。临床上肝穿刺检查的确诊率也仅为70%~85%，所以在肝穿刺检查之前应慎重考虑。

在进行肝穿刺前，医生必须全面了解患者的病情发展及身体状况，以判断患者的身体是否能承受住肝穿刺时的痛苦。在进行肝穿刺时，医生应时刻注意患者的情况，若皮肤出现明显瘀斑、注射针眼有出血症状发生时，应立即停止肝穿刺。另外，全身感染且并发肺炎、胸膜炎的肝病患者及患有肝包虫病、肝血管瘤的患者都不适宜进行肝穿刺。

♥ 什么是乙肝"两对半"

乙肝病毒由表面抗原（HBsAg）、核心抗原(HBcAg)、e抗原构成(HBeAg)，而人在感染乙肝病毒后体内会产生相对应的三种抗体，即表面抗体（HBsAb）、核心抗体(HBcAb)、e抗体(HBeAb)，但因为在血清中无法检测到核心抗原，所以我们通常将乙肝检查称为"两对半"检查。下面是这"两对半"在检查单中代表的意义：

第一项，乙肝表面抗原。如果呈现阳性，则表示检测人已经感染乙肝病毒；如果呈现阴性，则表示尚未被感染。

第二项，乙肝表面抗体。如果呈现阳性，则表示检测人已经对乙肝病毒产生抗体，并且通常来讲不会被感染或传染；如果呈现阴性，则表示没有产生抗体。

第三项，乙肝e抗原。如果呈现阳性，则表示检测人体内的乙肝病毒正在进行复制，即传染期。

第四项，乙肝e抗体。如果呈现阳性，则表示检测人曾经感染过乙肝病毒。

第五项，乙肝核心抗体。如果核心抗体的检测呈现阳性，其他各项都是阴性，或者只有乙肝表面抗体呈现阳性，则表明检测人曾经感染过乙肝病毒，但已经产生了抗体；如果核心抗体的检测与乙肝表面抗原同时呈现阳性，则表示已经感染乙肝病毒。

其实，成年人中有六七成都感染过乙肝病毒，但大部分人可以自己恢复。

❤ 乙肝"大三阳"和"小三阳"的区别

生活中很多人都会对乙肝"大三阳"和"小三阳"产生疑惑，其实它们很容易区分。

在乙肝"两对半"的检查报告单中，如果表面抗原、e抗原和核心抗体呈现阳性，就是大三阳；如果表面抗原、e抗体和核心抗体呈现阳性，就是小三阳。他们的区别仅在于是e抗原与e抗体哪个呈现阳性。

另外，乙肝"大三阳"通常复制乙肝病毒的速度比较快，而且传染性比较强，相对来说病情处在比较严重的状态；而"小三阳"则表示病情已经得到有效控制，人体已经对乙肝病毒产生了一定的抵抗作用。

❤ 高压氧治疗法可治肝病

高压氧有助于治疗各种病毒型肝炎，特别是对乏力、纳差、腹胀等急性黄疸型肝炎和瘀胆型肝炎患者有明显的治疗效果。

　　慢性肝炎患者在经过高压氧治疗后，可以使坏死的肝细胞得到很好的修复，细胞再生功能增强。而重型肝病患者在经过高压氧治疗后，可减轻患者低氧血症，促进肝脏血液循环及肝细胞的再生和恢复，使自身症状有明显改善。

　　由于高压氧治疗是采用在高压下吸氧，使机体含氧量增加，加速机体氧化和磷酸化的过程，使细胞的再生和修复功能提高的原理，所以高压氧对肝病患者来说，是一种安全、有效的辅助治疗法。值得注意的是，对伴有高血压、冠心病、肝性脑病的患者应禁用此疗法。

二、全方位预防肝病

大多数肝病的初期表现很隐晦，比如疲倦乏力、不想饮食等，因而常常不能引起人们的重视，导致肝脏更为严重的病变。本节将为您讲述一些肝病的先兆及一些易患肝病的人群，帮助您有针对性地进行预防。

♥ 口腔异味可能是肝病

肝病的危害性很大，对于身体上的一些小毛病，我们也应多加防范。口腔健康是身体的一面"镜子"，可以帮助人体检测肝脏是否出现问题。

正常人的口腔应该是清新无异味的，而肝病患者常伴有口臭，而且是一种令人难以接受的腐臭味。这是因为，肝病患者的肝功能出现异常时，患者血液中的尿素氮和氨含量会普遍升高，这时候就需要通过口腔或鼻子将这些物质排出体外，从而出现口臭的现象。

在这里，肝病患者需要注意，如果口臭明显加重，常常是病情加重的警示，肝病患者应立即去医院进行详细的检查。另外，患者如果出现口腔出血，口臭明显且伴有肝昏迷，这常常意味着患者的肝功能已经衰竭，病情十分严重。

❤ 肥胖者易患脂肪肝

肥胖者不仅自己行动不便，也给周围的人带来了困扰。简单来说，肥胖就是指多脂多油。经常买菜的人可能会注意到买回的动物肝脏上往往会发现有很多肥油，这就说明这个动物脂肪含量严重超标，已经形成脂肪肝。所以说，肥胖者十有八九也会出现脂肪肝。

从医学上讲，肥胖者减肥有利于降低患脂肪肝的概率，因为肝脏中的脂肪也是人体脂肪的一部分，所以，只要减少人体中的脂肪含量，肝脏中的脂肪含量自然而然也就能降下来。

医生建议肥胖性脂肪肝患者，必须长期坚持体育锻炼，使体重达到理想状态，消耗体内脂肪，逐渐改善病情。另外，肥胖性脂肪肝患者减肥应循序渐进，不能进行大量剧烈运动，也不能节食、绝食，应该科学合理地安排体育运动及饮食，做到健康减肥。

❤ 黄疸不可忽视

当血清中胆红素含量超过正常范围，巩膜、黏膜及皮肤上会出现发黄症状，这就是黄疸。黄疸是肝脏、胆道等器官发生病变的常见临床表现之一，有时溶血性疾病患者的面部也会出现黄疸。

　　患者如果出现黄疸症状，应立即去医院进行胆红素及肝功能检查，如患肝病，患者应及早治疗。除了这两项，尿胆红素及尿胆原也是必须检查的项目。

　　各类溶血性疾病及新生儿黄疸疾病会出现间接胆红素升高的症状，如果结果显示其升高，则应继续进行有关溶血性疾病的检查，以便找出导致黄疸的具体病因。如果检查结果显示直接胆红素与间接胆红素均有不同程度的升高，肝功能检查也出现异常，则说明肝细胞有损伤，可诊断为肝炎。

❤ "小三阳"须及时治疗

　　人们对"小三阳"界限的模糊，而专家也持两种截然不同的观点。要不要治疗"小三阳"成为大多数患者所关注的焦点。

　　其实，有的专家认为"小三阳"不需要治疗，是因为临床医学上并没有研制出有效的药物对其进行医治。而另一部分专家则是从医学角度及病症的实际情况考虑的。"小三阳"患者情况严重与否，决定权在于乙肝病毒DNA阴性还是阳性。医学上讲，"小三阳"DNA阳性，是必须接受治疗的。"小三阳"DNA阴性，肝功能正常，也同样需要治疗。研究发现，90%的"小三阳"DNA阴性患者肝脏有炎症，严重的已经出现肝硬化。专家建议这部分患者最好进行抗纤维治疗。总体上说，无论是"小三阳"DNA阴性还是阳性，都必须及早进行治疗，以免造成严重的后果。

❤ 甲肝最"钟情"的人群

医学专家表示，所有未感染过甲肝的人都是甲肝的易感人群。但是，因为社会经济状况和个人卫生习惯都是感染甲肝病毒的主要原因，所以儿童和青少年都是甲肝"钟情"的人群。造成这种现象还有另外一个因素，许多人在儿童和青少年时期感染过甲肝病毒后就获得了持久免疫力，因此成年人或者老年人感染乙肝病毒的比率相对较低。

但通常来说，感染甲肝病毒后只要及时干预就可以恢复。比如，感染甲肝病毒的儿童和青少年中出现明显症状的并不多，引起暴发性肝衰竭等疾病的更是少之又少。所以，只要这一甲肝"钟情"的人群养成良好的生活习惯，出现不适时及时就医，甲肝并不足以引起恐慌。

❤ 乙肝并发症

乙型肝炎如果不及时干预，有可能会引发与2型糖尿病症状非常相似的肝源性糖尿病。这种病会导致肝脏对胰岛素的灭火能力降低，而胰岛高糖素被肝脏大量灭活，最终导致胰岛素浓度升高。可是肝脏细胞内的受体减少，又对胰岛素产生抗体。因此，体内胰岛素浓度虽然升高，但是血糖含量依然比较高。与此同时，C肽也深受肝脏影响有所减少。所以，肝源性糖尿病通常表现为：空腹时，体内只有胰岛素浓度发生变化，显著升高；服用糖类后，C肽伴随胰岛素升高而降低。

另外，乙型肝炎还有可能诱发脂肪肝。这种脂肪肝通常情况比较良好，表现为血脂增高、单项ALT轻。虽然脂肪肝通过B超检查可以看见其波形，但是仍要经过肝活检病理检查才能够确诊是乙肝诱发的脂肪肝。

♥ 脂肪肝的并发症

糖尿病是因为人体内胰岛素分泌不足或者胰岛素抵抗，所以糖代谢紊乱，以致血糖高、血脂高、氨基酸高。而脂肪肝会造成人体内脂代谢失调，随后加重或者诱发糖代谢失调，最终加重或者诱发糖尿病。因此，糖尿病是脂肪肝最常见的并发症。

另外，脂肪肝造成的脂代谢失调还会使人体内的三酰甘油升高，形成高脂血症；血黏粘稠度的增加会导致动脉粥样硬化。

脂肪肝患者由于肝细胞变性或者坏死，免疫力和解毒功能都有所下降，因此常会出现肝脾肿大、内环素和外霉素潴留于人体的现象。除此之外，脂肪肝还有可能并发胆囊炎、胆结石症等。

妊娠性脂肪肝也甚是常见，通常症状为剧烈呕吐、上腹疼痛。但由于妊娠性脂肪肝病情发展急剧，很难控制，其死亡率高达80%。

♥ 喝酒更易伤肝脏的人群

肝脏是人体内的解酒器官，过量饮酒就会加重肝脏负担，但是有些人群喝酒更容易损害肝脏。

睡眠打鼾的人群通常上呼吸道比较狭窄，而酒精可以直接麻痹上呼吸道的肌肉或者令其松弛，导致上呼吸道反复发生塌陷甚至阻塞，频繁出现睡眠窒息现象。在这种情况下，人体的摄氧不足严重妨碍了肝脏的代谢等功能。

患有胃肠疾病的人群本就消化系统受损，如果再过量饮酒则有可能引起胃出血、酒精性胰腺炎、胰腺坏死等疾病。人体内各个器官都是互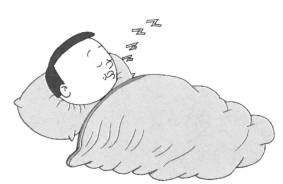相协作的，肠胃等功能的衰退都会影响肝脏。

调查显示，人体内酒精的浓度与糖尿病呈现U型关系，即适量饮酒可以降低糖尿病的发病率；但过量反而会引发糖代谢失调、损害胰岛功能，最终使得人体内的血糖浓度升高，糖尿病加重，间接降低肝脏功能。因此，糖尿病患者不宜酗酒，如果实在无法推却，尽量避免空腹喝酒、不饮烈性白酒和含糖的干红葡萄酒。

患有高血压或心脑血管疾病的人群适量饮酒可以促进血液循环，但若体内酒精浓度过高就会引起大脑兴奋、情绪激动、血管扩张，从而导致心跳加速、心律不齐、血压升高等不良症状，甚至还有可能诱发心脑血管意外、脑出血等，再严重的可能猝死。

摄入人体内的酒精几乎全部由肝脏进行代谢，对于肝脏病患者而言，肝脏功能本就远差于常人，倘若再过量饮酒就会使肝脏的负担更加沉重，代谢无法正常进行，从而使病情愈加难以控制。

❤ 过度节食也有可能导致脂肪肝

医学专家经过研究表明，过度节食也有可能导致脂肪肝。

如果人体长期处在饥饿状态，机体就会因为氧化酶类不够充足而进行调节，将体内贮存的蛋白质和脂肪转化为葡萄糖供应各项活动所需的能量，但在这个过程中，大量脂肪酸也会随之进入肝脏。

过度节食还会造成机体内蛋白质、脂肪、糖、纤维素及矿物质的摄入量无法维持正常的新陈代谢。此时，机体就会将蛋白质、糖等都转化为脂肪，即医学上说的代偿，这些被迫转化而来的脂肪就会堆积到肝脏形成脂肪肝。

另外，当胆碱、蛋白质及必需脂肪酸的摄入量不足时，脂代谢就无法正常进行，从而导致脂肪在肝脏中，久之则形成脂肪肝。

由此可见，合理膳食是维持肝脏健康的基础，一定要养成良好的饮食习惯。

❤ 成年人易患乙肝

成年人是社会的中流砥柱，因而社会活动频繁，再加上不规律的生活习惯和极重的精神压力，身体很容易疲惫，免疫力也会随之下降，这些都是造成乙肝的间接因素。另外，穿耳洞、文身、吸毒等行为都是可能感染乙肝病毒的途径。

近年的调查也都显示，成年人患乙肝或者携带乙肝病毒的比率在逐年上升。因此，成年人需要重视起自身的健康状况，养成良好的生活习惯，积极防治乙肝。

❤ 慎重对待小儿肝炎

婴儿的抵抗力较差，极易感染细菌和病毒。因为婴儿的免疫系统还未发育完善，尤其是出生6个月后的婴儿，从母体获得的免疫因子正在逐渐降低，使得婴儿免疫力愈加低下，若与被污染的环境长时间接触，很容易感染各种致病物质。在这个时期，若不小心接触到肝炎病毒，很容易引发肝炎，并且极易产生免疫耐受。

引起小儿肝炎的病毒除了各类型的嗜肝病毒外，巨细胞病毒、风疹病毒等也都能导致小儿肝炎。据有关专家分析，小儿肝炎最直接的感染因素还是母婴传播。所以母亲在孕前、孕中及孕后，一定要经常检测自己的肝功能，一旦发现异常，应立即与医生沟通进行治疗，避免传染给婴儿。

一般情况下，年龄较大的患儿病情会较轻，且以急性肝炎为主，这时候患儿对药物比较敏感，很容易治疗；若是年龄在6个月以下的患儿，治疗起来则比较麻烦，这类患儿的肝炎病情往往较重，很容易发展为重型肝炎，死亡率很高。

❤ 医护人员更易患乙肝

医护人员经常接触各种各样的病毒，虽然他们经常消毒，工作的环境也是每天消毒很多次，但也难免出现纰漏。据调查发现，医护人员感染乙肝病毒的概率明显高于其他人群，尤其是经常与血液接触的人员。

血液是乙肝病毒传播的途径之一，经常与血液有接触的医护人员如果稍不注意，便会感染上乙肝病毒，引发乙型肝炎。另外，口腔科的医护人员也是感染乙肝病毒概率颇高的科室。如果患有乙肝或e抗原阳性者，乙肝病毒的传染性很强，口腔科的医护人员在不知情的情况下，不戴医用手套帮助患者拔牙，很容易感染乙肝病毒。拔牙属于损伤性操作，如果医护人员不戴医用手套，皮肤会直接接触到患者血液，导致病毒感染。

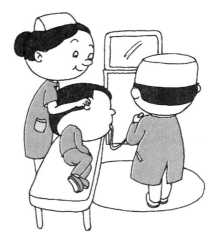

❤ 孕妇应防戊型肝炎

戊型肝炎与甲型肝炎的发病机制有些类似，都是经口-粪途径传播，属于"病从口入"。一般情况下，戊型肝炎患者均是食用了带有戊型病毒的水或食物，才引发的戊型肝炎。

当感染了戊型肝炎后，患者可能没有任何症状，也可能出现急性肝炎的症状，如出现黄疸，并伴有恶心、呕吐等症状。临床上戊型肝炎与甲型肝炎很容易混淆，二者均会出现急性肝炎症状，一般不会出现慢性肝炎症状或发展成肝硬化、肝癌。但是对于孕妇，如果不小心感染了戊型肝炎，死亡率将会大大增高。据相关数据统计，孕妇感染戊型肝炎，其死亡率高达20%~30%。

所以，孕妇在孕期应高度注意，避免饮用被污染的水源。还应注意饮食的卫生，饭菜一定要充分加热后再食用，即使是夏天，也不能食用太多的生食。蔬菜水果一定要清洗干净再吃。

❤ 输血也要防肝炎

虽然各血液机构已经加大了献血人员血液检查工作的力度，但是仍不能百分之百保证血液的安全性。所以，想要预防输血引起的肝炎，最有效的办法就是不输血、不使用血制品。但完全不输血、不使用血制品也是不现实的，如果有特殊情况发生，必须输血，这时该怎么办呢？这时候就需要医护人员多加注意了。如果条件允许，尽可能对献血人员的血液进行详细的检查，最好能检测献血人员的肝功能及乙肝核心抗体，保证血液的合格性。另外，献血人员的血清转氨酶也是评定血液是否合格的重要一项，医护人员一定不要忽略这一点。

输血后的三个月内，受血者一定要定期去医院进行肝功能检查，确保肝功能的正常。据了解，因输血而感染肝炎的患者中约有80%是在输血后3个月内出现肝异常，发展成肝炎的。

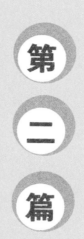

第二篇

这样护肝很实用

肝脏在维持人体各项活动正常进行的过程中起着非常重要的作用，然而生活中各种不良习惯都有可能影响肝脏的健康。因此，本章为您讲述了防治肝病的小窍门，其中包括了生活习惯、常见肝病症状的处理方法等。除此以外，本章还特别为您详细阐述了防治乙肝的各种事宜。

一、生活中如何防治肝病

肝病在生活中甚是常见，而且大多数人谈及色变。本节将从专业角度出发为您讲述生活中如何防治肝病，以及怎样应对一些肝病症状，教您不妨碍生活却可以防治肝病的小秘诀。

❤ 酒精肝的误区

中国人习惯于"无酒不成席"，殊不知，酒也是穿肠毒药。近年来，酒精肝患者越来越多，但人们对酒精肝仍然不够了解，存在许多误区。

很多人认为酒精肝同乙肝一样具有传染性。其实，酒精肝是一种由于长期大量饮酒而造成肝脏发生病变的疾病，并非因为病毒引起，所以酒精肝不会传染。

酒精肝的诱因不是营养过剩的肥胖，也不是糖尿病，而是大量饮酒损害了肝脏，导致肝脏内的脂代谢严重失调、脂肪沉积。因此酒精肝患者不能吃肉的观念是错误的。酒精肝患者应当注意合理饮食、均衡营养，不仅要多吃富含维生素的蔬菜，还应多吃低脂高蛋白的瘦肉、鱼肉、牛奶等，减缓其发展成肝硬化的进度。

有些长期饮酒的人肝功能检查依然正常，因此继续肆无忌惮地大量饮酒。这样的做法是非常不可取的，肝脏具有很强的代偿能力，肝细胞的损害程度还不是很深，所以通常在患病初期没有明显症状，肝功能检查也显示正常。其实，不但酒精肝患者不宜大量饮酒，正常人也如此，酒精会加速病毒性肝炎转化为肝硬化，还会使正常人患上肝硬化和肝癌。

　　有些人认为，不是每天过量饮酒不会患上酒精肝。这种想法是不对的，酒精肝的形成与酒精的浓度有关。通常男性的肝脏每天能够承受40g酒精，女性则更少，如果持续过量饮酒，只要几年就会患上酒精肝、肝硬化等。

❤ 充足睡眠对肝好

　　睡眠是件十分重要的事情，对于肝病患者来说，睡好觉尤为重要。这是因为肝病患者需要多休息，而保质保量的睡眠则是最好地休息方式。

　　要睡好觉，肝病患者应先安排好自己的作息时间，并且保证自己每天的睡眠时间不少于8小时。另外，还要选择好最佳的睡眠时间，最好能在晚上11点前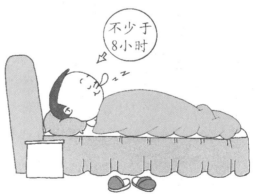入睡。因为，凌晨时分是人体各项功能休息的时间，此时入睡有利于肝脏的生长和修复。

　　除了晚上，肝病患者还应养成良好的午睡习惯，最好能睡子午觉，既可以让肝脏得到休息，还能使肝脏顺利排出身体中的有毒物质，有利于身体健康。肝病患者经常会有烦躁、愤怒等消极情绪出现，孰不知，这些情绪会影响睡眠质量，使患者病情加重。所以，在保证充足睡眠的同时，肝病患者还应保持良好的心态，养护好肝脏。

❤ 慢节奏生活可以养肝

随着人们生活节奏地加快，肝病的发生率也明显升高。快节奏的生活对肝脏有很大的损害，令人们心情极度紧张、压抑，导致肝火上炎，影响身体健康。

另外，经常食用快餐、暴饮暴食等不良的饮食习惯，也会加重肝脏负担。经常喝酒应酬更是对肝脏不利。经常在外用餐，不能保证食物是否卫生就是对肝脏的不负责任。可以说，快节奏的生活增加了肝脏的负担。

对此，最好的解决方法就是"放慢脚步"，使生活节奏逐渐慢下来，合理安排自己的作息时间，养成良好的饮食习惯。

❤ 饭后躺一小时对肝脏有好处

倘若肝病患者开始表现出黄疸症状，待黄疸逐渐消失，症状也显著改善时，每天可以适量下床活动，但是一定要以不疲劳为标准，即使病情明显好转，活动量可以适度增加时也要注意这一点。

对于肝病患者，饭后卧床休息一两个小时是非常必要的，这样做可以使血液尽可能多地流向肝脏、供给肝细胞足够的氧和营养成分，有助于修复肝脏。

❤ 生物钟密切关系肝脏

众所周知，每个人体内都存在生物钟，它可使人们有规律的生活。如果强行改变生物钟，就会使机体受到损伤，从而引发各种疾病。

肝炎患者更应重视生物钟。因为生物钟的运转跟大自然有着密切相关的联系，它能使人的肝脏功能增强，帮助人体代谢。如果肝炎患者强行改变生物钟便是违反自然规律，对肝脏健康十分不利。所以，肝炎患者必须养成良好的生活习惯，要早睡早起，不能经常熬夜。这些不良的生活习惯都会破坏人体的生物钟，增加肝脏的负担，使患者病情加重。

❤ 透过眼睛看肝脏

中医认为，肝脏与眼睛有着密切的关系，如果一个人双眼炯炯有神，说明气血充足，肝脏健康；如果一个人双眼无神，则表示气血不足，肝功能不太好；一个人的眼白微微发黄，可能是肝病引起的黄疸现象……由此可见，看一个人的肝好不好，可以看他的眼睛。

日常生活中，很多人都不注意保护眼睛，经常会用眼过度。久而久之，视力下降、视物不清、眼部干涩等不适便会找上门来。

人的眼睛之所以能正常视物，是因为它与视网膜视觉色素和维生素A有着极为密切的关系。而眼睛健康所需的维生素A是在肝内转变而成的，在人们用眼过度的情况下，为了维持正常的视力，会使肝脏负担加重。人们经常用眼过度就会使肝脏出现维生素A供应不足的现象，从而导致肝功能损伤。

人们可通过饮食来调节眼部疲劳，菊花茶、枸杞茶等具有清肝明目的效果，用眼过度或肝功能不好的人可以经常饮用。需要注意的是，久坐的人也容易引发肝病，因为久坐会使人发胖，发胖就容易使体内的脂肪越积越多，增加肝脏负担，从而导致肝病发生。

❤ 春夏秋季护肝法

春季是万物复苏的季节，也是肝气正旺的季节。因此，春季养肝对肝病患者十分重要。那么春季到底应该怎样养肝呢？我们一起来看一下。

首先，肝病患者应该在春季多休息。"春困秋乏"春天很多人都会有疲惫困倦的感觉，这是很正常的现象。肝病患者在这个时候可以调整一

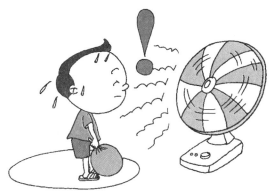

下自己的作息时间，适当增加休息和睡眠的时间，否则，很容易因为快节奏的生活导致虚火上升，使肝脏受到损害。

另外，肝病患者在适当休息的同时，也应适当运动。春季是阳气回升的季节，肝病患者应该在这时候多接触大自然，适当地进行运动，提高机体免疫力，从而增强肝功能。

夏季天气炎热，人们往往需要一点"凉"。但是对于

肝病患者来说，这点"凉"可能会使病情加重。夏天吹风、开空调，容易引起感冒，但此"感冒"也许并不是真正的感冒。它有可能是潜在的乙肝病毒被引发，出现的类似感冒的症状。

夏天，生冷食品深受人们喜爱。但对于肝病患者来说，却存在一定的威胁。生冷食品会加重肝脏的负担，尤其是冰镇啤酒。酒类是肝病患者最大的敌人，常饮不仅会加重肝脏负担，还会引发酒精性脂肪肝。如果再加上一点"冰"，对肝病患者无疑是雪上加霜。另外，有的生食本身带有细菌，如果消毒不彻底，会使肝病患者引发其他类疾病。

秋天是收获的季节，同时也是肝病猖獗的季节，所以说，肝病患者更应在秋季做好护肝保肝工作。

其实做好秋季保肝工作是很容易的。肝病患者应在生活和工作中保持愉悦的心情，避免精神长期处于高度紧张的状态；合理饮食，使营养均衡；戒烟戒酒，减少对肝脏的损伤；加强体育锻炼，提高机体免疫力。

需要特别注意的是，除了肝病患者，年轻的上班族和家庭主妇在秋季来临之际，也应该时刻注意自己的身体健康，以免季节变换导致肝病病毒入侵，影响身体健康，损害肝脏功能。这部分人如果感觉身体不舒服，应立即去医院检查身体。

❤ 肝病患者需注意天气变化

天气忽冷忽热，会让病毒有机可乘，加重肝病患者的病情。在天气多变的季节里，肝病患者首先应做好保暖防寒工作。如果肝病患者因天气变化而引发感冒等病症，就会增加肝病治疗的难度，对肝病患者十分不利。

所以，当天气变化较大时，肝病患者应注意增减衣物，多关心自己的身体健康。如果身体感觉寒冷，保暖不够，很容易导致免疫力下降，使病情加重。除了衣物的增减，肝病患者还应在天气多变的季节，进行合理、安全的饮食。另外，在季节交替的时候，肝病患者应减少在公共场所下的活动，最好不要去人多的地方，以免感染其他疾病。

♥ 肝病传染渠道

乙肝即乙型病毒性肝炎，是由乙型肝炎病毒广泛传播而引发的肝脏疾病。它主要是通过血液、母婴及性接触进行传播的。所以，有乙肝患者的家庭，应积极采取预防措施，防止乙肝扩散、传染。

一旦有家庭成员患上乙肝，家人应先将患者隔离，再送往医院接受治疗。当患者送往医院后，接下来要做的便是切断传播途径，避免成员间相互传染。

家庭成员应与乙肝患者隔离实行分餐制，并帮乙肝患者准备单独的餐具。如果乙肝患者出现口腔破损或者出血症状，应及时处理否则很容易将病毒传染给其他家人。

另外，乙肝患者使用的餐具在使用之后应用沸水煮30分钟左右，这样才能起到杀毒作用且避免病毒传播。有条件的家庭应给乙肝患者使用专用便器，并将患者的粪便及排泄物进行彻底地消毒处理。患者所用衣物、被单等，最好能先用沸水煮10分钟左右，再进行清洗。

❤ 生活用品常消毒

对于乙肝患者经常接触到的日常生活用品，患者家属更应该注意做好消毒工作。患者经常使用的餐具、衣物等耐煮的用品，可以使用沸水蒸煮，高温可以杀死很多致病菌及肝炎病毒。患者家属也可以在蒸煮前使用0.5%的优氯净将餐具、被褥衣物等浸泡20分钟左右再蒸煮，这样消毒效果更佳。除了0.5%的优氯净，还可以采用3%的氯亚明、2%的过氧乙酸、2%的次氯酸钠及3%的漂白粉，这些溶液都可以在浸泡过程中起到消毒杀菌的作用。

另外，乙肝患者居住的房间也要经常进行消毒处理，如门、窗、家具、地板、座椅等，不可放过任何死角。这些地方在消毒时可采用喷雾的形式，如0.5%的优氯净喷雾、2%的过氧乙酸喷雾等。

按照消毒效果，消毒剂可分为高效消毒剂、中效消毒剂及低效消毒剂三种。其中，高效消毒剂可杀死一切细菌繁殖体、病毒、真菌，含氯消毒剂、臭氧等都属于高效消毒剂。中效消毒剂包括含碘消毒剂、酚类消毒剂等，只能杀死分枝杆菌、真菌等微生物。低效消毒剂包括苯扎溴铵等季铵盐类消毒剂、金属离子类消毒剂、中草药类消毒剂等，只能杀死细菌繁殖体和亲脂病毒等。

了解了消毒剂的分类及作用，乙肝患者也就能很方便地进行选择了。需要注意的是，消毒剂并不能杀死所有的微生物，尤其是肝炎病毒，肝炎病毒对一些常用的消毒剂具有较强的抵抗力，这些消毒剂对肝炎病毒起不了任何作用。

酒精具有消毒作用，但是酒精消毒的方法，只能消除一般的病毒，对于乙肝病毒却起不到太大作用。

❤ 沐浴液可损伤婴儿肝脏

婴儿的沐浴液真有这么大的危害吗？这可能是所有人都想知道的答案，经多方专家研究表明，事实确实如此。

因为婴儿所用的沐浴液、洗发水等护理用品中，大多数都含有邻苯二甲酸盐，而邻苯二甲酸盐对肝脏会造成一定的损伤。因此，为了自己的宝宝能更好、更健康地成长，减少肝病的发生率，家长要慎用那些含有邻苯二甲酸盐的日用品。并且在给婴儿洗澡的时候，最好仅用清水。

❤ 学生也应预防肝病

家长们都怀着望子成龙、望女成凤的想法，使学生每天都处于高压状态下。但身体是革命的本钱，学生在学习的同时，也不能忘了预防病毒入侵。

学生长期处于高压状态下就会使精神极度压抑，如果不能及时放松心情，就会使肝脏受累，影响到肝功能。而学生又不能定期进行身体检查，加之卫生饮食条件较差，很容易让病毒钻空子，引发肝病。

所以，莘莘学子更要有自我保健意识，注意个人卫生，养成良好的饮食习惯，加强体育锻炼保持愉悦的心情，把学习作为朋友，而不是负担。

❤ 出国者不需担忧澳抗阳性

现在，越来越多的人开始关注澳抗阳性的问题，其中出国人员占了很大的比例。这是因为他们担心自己的健康状况会影响出国。生活中，乙肝对大多数人来说都是个很麻烦的问题，而它又与澳抗阳性息息相关。

其实，澳抗对健康虽然有一定影响，但也不用太过担心，这是因为很多国家并不查看健康证，对单纯的澳抗阳性人群也没有什么限制。从医学上说，只要肝功能正常，人的身体就是健康的。在做出国体检时，体检者只要提前跟医生说明自己是澳抗阳性，医生就会对其进行乙肝五项检查，查看具体情况。

咱们还是先了解一下关于澳抗阳性与乙肝的常识吧。引发乙肝的五项指标为：乙肝表面抗原(HBsAg)、乙肝表面抗体(抗-HBs)、e抗原(HBeAg)、e抗体(抗-HBe)、核心抗体(抗-HBc)。而它们又可分为四种情况：正常，发健康证，呈澳抗阳性，其他四项指标为阴性；正常，发健康证，呈澳抗阳性，但为小三阳，即一、四、五项指标为阳性，且肝功能正常；属于健康，但不发健康证，呈澳抗阳性，但为大三阳，即

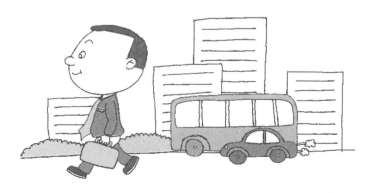

一、三、四项指标为阳性，且肝功能正常；肝功能不正常，澳抗阳性，大三阳。因此，只要体检者不是第四种情况，对于出国是没有影响的。现在，您可以放下担忧，带着愉悦的心情踏上新的旅途了！

❤ 肝炎可能演变为脂肪肝

　　脂肪肝是肝脏内脂肪堆积过多而引起的病变，脂肪肝的病因很多，危害也很大，是仅次于病毒性肝炎的第二大肝病，若不及时治疗，很容易导致肝硬化。

　　脂肪肝初期临床症状较轻或完全无症状，患者只会感觉疲惫，而很多脂肪肝患者都较肥胖，从而忽略了轻微症状，使病情不能及时发现，而延误了最佳的治疗时机。中度脂肪肝患者常表现为食欲不振、恶心、呕吐、肝区附近隐隐作痛，因为这些症状与慢性肝炎很像，所以很多时候会被误诊为慢性肝炎。

　　其实，肝炎患者合并脂肪肝的概率很大，这是因为肝炎患者对胆固醇、三酰甘油的分解和利用慢慢减少，使越来越多的胆固醇、脂肪堆积在肝部，从而引发脂肪肝。还有就是肝炎患者对脂肪的分解代谢能力下降，为了补充身体养分，又大量进食高营养食物，使体内脂肪过剩，而引发脂肪肝。

❤ 肝病患者发热的处理方法

　　肝病患者由于肝脏功能受损、机体免疫力下降，经常会因为各种感染而出现发热现象，尤其肝硬化腹水更是会频繁引发原发性腹膜炎，导致发热、腹痛、腹泻等异常症状时有发生。

这种情况不可随意应对，以下几方面需要注意。

当出现发热现象时，不要滥用退热药。在不明发热原因的状况下，使用退热药虽然可以降低体温，但会改变原发性疾病的热型和特有症状，这将会影响就诊时医生的判断。另外，如果患者的体温骤然下降，很容易造成大汗虚脱，甚至还有可能降低血压。

患者的体温如果不超过38℃则属于低热；如果体温处于38～39℃则属于中度发热；如果体温处于39～40℃则属于高热；如果体温超过40℃则属于超高热。专家表示。一旦患者体温高于38℃就应及时采取物理降温：冰袋冷敷、凉水灌肠、取浓度为30%～50%的酒精进行酒精浴。倘若患者发生高热并伴有烦躁不安、四肢冰冷，可以进行酒精浴、用冰袋冷敷头部。倘若患者面色苍白、寒战、呼吸异常、脉快，需立即保暖，如果了解病因可以进行物理降温；如果不明原因应及时就诊，然后根据医生的建议进行处理。

另外，患者的营养、休息和卫生也需要注意。患者应多食高蛋白、高热量、高维生素的流食或半流食；出汗时勤更换衣服，寒战时做好保暖工作；注意清洁口腔、护理皮肤。

❤ 肝病患者出血的处理方法

慢性肝病患者，尤其肝硬化患者因为胃黏膜病变和门脉高压等胃底及食道下端静脉很容易出血，即人们常说的上消化道出血。如果症状表现为大便发黑，就是少量出血；如果呕血则表示大出血，还常伴有面色发白，四肢发冷，呼吸加快，脉搏快、弱，这时就需要格外注意了。

少量出血时，应立即向肌内及静脉各注射1个单位的立止血，然后口服0.5～1g的云南白药或者4000单位的凝血酶和80%的甲基肾上腺素盐水；大量出血或者休克时，则应立即从静脉输混入0.8g西咪替丁的0.85%的生理盐水。

其实，不论出血量多少，都应及时拨打急救电话，将患者送到医院进行治疗。

♥ 肝病患者伴发呃逆的处理方法

呃逆也称"打嗝儿"，是一种常见的现象，正常人和肝病患者偶尔出现呃逆，属于正常现象，无需紧张。但对于重型肝炎、晚期肝硬化患者来说，呃逆是不容忽视的，它往往预示着患者病情的加重，甚至会诱发上消化道出血，应及早处理。

一般情况下，发生呃逆症状时，患者可按照有效的方法使其停止。首先，介绍一下非药物疗法。如在患者发生呃逆时，可与患者交谈，分散其注意力，或者将双手拇指按压在双侧眼眶上，做交替旋转。此外，还可用压眼球法，将双手大拇指置于患者双侧眼眶处，按顺时针方向适度揉压眼球上部直到呃逆停止。但是此种方法不适合青光眼、高度近视者及心脏病患者使用。

另外，也可用穴位注药疗法和单纯药物疗法对呃逆症状进行治疗，效果也不错。

♥ 肝硬变脐疝马虎不得

乙肝患者经常会出现脐疝现象，尤其是发生肝硬变之后，脐疝更易发生。脐疝的形成是因为肚脐部位的组织较薄弱，脐孔闭合不全，当腹腔内的压力增高时，很容易使腹腔内的脏器及其他物质从脐孔处突出，形成一个较鼓的圆形突起。

当乙肝患者发生脐疝时，应立即平躺卧床，双手握住脐疝部位，慢慢向腹腔内按压，脐疝情况不严重时，一般都能将疝内容物压回腹腔。经常发生脐疝现象的乙肝患者应随身配备脐带，将脐疝内的物质压回腹腔后，应立即用脐带上的软垫压住脐部，并将脐带两端的带子绕在腹围上固定好。

如果脐疝的体积比较大，疝内容物不易送回腹腔，应用软布将脐疝包裹住，并用带子绑好。这样做是为了防止患者体内水分继续渗漏，避免患者脐部皮肤破损，避免感染。如果脐疝较严重，脐疝不仅体积较大，还伴有疼痛，这时，应立即将患者送往医院就医，以免延误治疗。

❤ 如何处理腹部胀气

乙肝患者在发生肝硬变之后，肝功能严重受损，使胰腺分泌不足，胆汁分泌失常，导致肠内细菌繁殖发酵腐败而使肠腔积气过多，引起腹部胀气。

胀气令乙肝患者十分痛苦，大量的气体积聚在肠腔、腹腔无法排出，有时还会因胀气积聚过多而引起腹部疼痛，无法正常生活、工作。当乙肝患者感到腹部有胀气时，应适

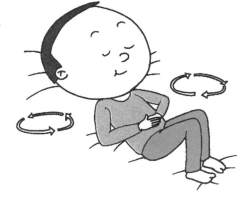

当的进行一些活动，不适合躺卧或久坐，应不停变换姿势，并时常按摩腹部，促进肠道蠕动，慢慢将肠腔内的气体排出。热水浴、热气浴也可使体内气体排出，乙肝患者可以选择进行。

乙肝患者应养成定时排便的好习惯。定时排便也可以促使体内气体排出，所以，患者应尽量避免便秘情况的发生，但也不能为了避免便秘而大量食用高纤维食物。高纤维食物、发酵类食物、碳酸饮料等，这些都会加重患者的胀气。如果胀气严重且伴有疼痛，患者可以选择艾条熏脐部或外敷松节油等方法缓解胀气及疼痛。

♥ 肝炎影响性生活吗

夫妻一方患有肝炎能否有性生活呢？这是很多肝炎患者十分关心却又羞于启齿的问题。其实，这具体还得看夫妻一方患的是何种肝炎。

甲型肝炎。若是甲型肝炎，性行为本身不会导致感染，因为甲型肝炎主要是通过口-粪及肠道传播，性生活并不是甲型肝炎的传播途径。但患者如果有口腔及肛门接触行为，则很容易感染甲型肝炎。另外，有研究发现，甲型肝炎患者的唾液中含有甲型肝炎病毒，具有一定的传染性，性生活时应避免接吻及唾液接触。

乙型肝炎。乙型肝炎在夫妻间传播的感染率高达15%~35%。在乙型肝炎患者的月经血、阴道分泌物及精液中，都可以检测出乙肝病毒。所以，夫妻性行为极有可能将乙肝病毒传染给对方。

丙型肝炎。在一项研究中发现，夫妻一方患有丙型肝炎后，若有性行为发生，丙肝病毒抗原大多会出现阳性。夫妻婚龄越长，呈现阳性的可能性就越高。这说明丙型肝炎是可能通过性行为而传播的。但在另一项研究中，有关专家发现，如果能对丙型肝炎患者做到早发现、早隔离、早治疗，将会大大降低性传播概率。

丁型肝炎。虽然现在还没有证据能证明丁型肝炎患者的精液、阴道分泌物中含有丁肝抗原或丁肝病毒，但也仍有不少丁型肝炎患者是因为性接触而发生感染的。可以说，在几种肝炎中，丁型肝炎患者的配偶发生感染的概率是最高的。

戊型肝炎。戊型肝炎跟甲型肝炎的传播途径相似，配偶间也存在着交叉感染的概率。尤其是有口腔及肛门接触等行为的配偶，感染率会大大提高。

所以，为了自身的健康，一定要做好防护措施。首先，出门前一定要注射甲肝疫苗。因为这是预防甲肝最快捷且安全的方法。在旅行途中一定要注意饮食卫生，不去不卫生的地方用餐，不喝生水。如果身体出现异常情况，应及时就医诊治。如果在旅行中和甲肝患者共餐也应及时到医院做身体检查。

❤ 消灭脂肪肝于无形

现在，越来越多的人患有脂肪肝。"我们并没有吃过多的高脂肪的食物啊？"很多患者在得知自己患上脂肪肝后，大呼不解。事实上，导致脂肪肝有多种因素，如过多食用高脂肪高热量食物，就会形成肥胖性脂肪肝；经常饮酒的人，会形成酒精性脂肪肝；长期滥用药物，还会引发药物性脂肪肝。另外，中毒、某些疾病的并发症也有可能引起脂肪肝。

目前国内并没有研制出治疗脂肪肝的特效药，但就现状而言，最重要的就是提早预防，把脂肪肝消灭于无形之中。预防肝脂肝应从戒烟、酒开始，还应调整饮食结构，少吃高热量、高脂肪、含糖的食物，多吃富含维生素、低糖、低脂肪的食物。另外，适当运动与定期体检也至关重要。

♥ 如何预防甲肝

夏秋是流感肆虐的季节，是甲肝病毒极易传播的季节。而进入冬季后，人们都喜欢吃一些暖和、抗寒的食物，比如涮锅、海鲜，但是很多海鲜都含有甲肝病毒，食用后就会诱发甲肝。研究发现，甲肝病毒在一般环境能够存活1个月，可是在海鲜体内可以存活3个月。所以，对于那些喜欢吃海鲜的人而言，一定要注意消毒，即在100℃的环境下涮4～5分钟。

大家都知道，甲肝病毒主要是通过口、水、粪便等媒介进行传播的。因此，为了避免甲肝等疾病的侵扰，我们必须做好预防工作。

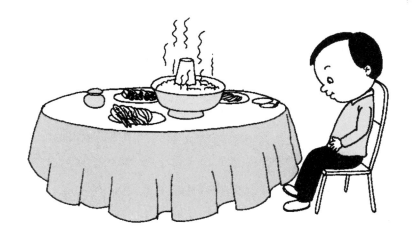

首先，要养成良好的卫生和饮食习惯，多喝开水，少吃生冷食物，注意个人卫生。其次，要对饮用水进行消毒工作。另外，可以采取注射甲肝疫苗的方法提高免疫力。对已经感染甲肝病毒的患者可采取隔离的方法，与患者密切接触过的人也应及时到医院检查。

很多人会问，如果接触了甲肝患者要做哪些防护措施呢？首先，必须注射丙种球蛋白，并且要注意多休息，多吃营养丰富的食物，多呼吸新鲜空气，还要密切注意自身身体有无异状。其次，如果是经常接触甲肝流行区患者的人，要定期查体，还要注意对甲肝患者的餐具进行消毒处理。如果是密切接触甲肝患者的人群则必须在一周内进行接种甲肝疫苗。

有研究发现，人们在旅行中很容易感染甲肝病毒。因为，甲肝主要是通过饮食、水、血液等途径进行传播的。而旅游区恰恰是人们接触不洁食物和饮用水较多的地方。因此，作为旅游"发烧友"感染甲肝病毒的概率就随之升高了。

❤ 肝昏迷的注意事项

肝昏迷即乙肝后肝性脑病，这种病症是由肝病引起的一种精神障碍表现。当肝病发展到一定程度时，肝病患者体内的代谢就会发生紊乱，使中枢神经系统功能失调，继而使患者意识行为改变，导致昏迷。

对于发生过肝昏迷但已经恢复神志的肝病患者来说，应经常检测患者的计算力及定向力，一旦肝昏迷有复发的迹象或发生亚临床肝性脑病，应立即让患者卧床休息。这时，必须有人时刻陪伴、照顾患者，以防患者单独外出而发生意外。

亚临床肝性脑病即轻微肝性脑病，这类患者临床上没有具体的症状，但反应力及智力测验会发现异常，一旦病情加重，可出现精神症状及意识障碍，还有可能进入深昏迷状态。当肝病患者出现较严重的精神症状时，患者的床边最好能加一些防护栏，以免患者发生坠床意外。

肝昏迷患者应正确使用利尿药、镇静药和麻醉药，这些药物会加重肝性脑病，在使用之前应先咨询医生，严格控制使用量，确保腹腔内不会产生大量液体。

❤ 日常护理肝癌的方法

治疗肝癌的时候，患者家属应做好日常护理工作，积极配合医生治疗。下面介绍一些肝癌的家庭护理方法。

首先，必须保证患者的衣物清洁、干燥、保暖。如果患者出现发热的症状，不要惊慌，此时应让患者多喝开水。因为，肝癌患者发热主要是癌症本身、感染或是药物引起的。如果是高热，可以用冰块敷或是用温水擦澡。如果持续高热，就应及时去医院就诊。

其次，如果肝脏区感觉疼痛，应服用止痛药或是打镇痛剂，以减轻疼痛。伴有腹胀或腹水的患者，应半卧休息，定时翻身，避免长时间保持一个姿势不动。另外还需要注意的是，肝癌患者多少会有一些心理负担，家人应经常与患者沟通交流，进行开导，保证患者心情舒畅。

二、全面防治乙肝

乙肝是最常见的肝病类型，但很多人对乙肝并不了解，甚至对乙肝的认知还存在误区，以至用有色眼光看待乙肝患者或乙肝病毒携带者。本节将为您展现最真实的乙肝，以及生活中防治乙肝的方法。

❤ 生活中对乙肝的错误认识

握手也能传染乙肝病毒。很多人认为，跟乙肝患者一块吃个饭、握个手，就能感染上乙肝病毒，患上乙肝。在一项关于乙肝病毒的调查中，五成以上的被调查者都很难接受跟乙肝患者一同吃饭或工作。他们觉得乙肝病毒很可能会通过吃饭、共事而传播，使自己感染上乙肝病毒。在另一项关于乙肝病毒知识的调查中，只有30%的被调查者知道乙肝的主要传播途径：血液、母婴或性接触。但是在这部分被调查者中，仍有一小部分人害怕在日常生活中接触乙肝患者，担心自己也患上乙肝。

生活不规律。有80%以上的乙肝患者生活习惯不健康，缺乏规律的生活及合理的饮食习惯。现代人的生活及工作压力很大，很多患者在已经知道自己患有肝病的情况下，继续应酬喝酒，不仅使病情加重，而且严重影响了正常工作和生活。还有一些患者因工作或个人习惯等原因，经常熬夜，使病情恶化。

大补特补。有些乙肝患者认为患乙肝就需要休息及补养身体，于是整天不是坐着就是躺着，嘴里还不停地塞着各种补品。久而久之，肝病也不见好转，反而增加了疾病。

❤ 乙肝病毒携带者不可怕

事实上，患乙肝的人并不多，大多数都是乙肝病毒携带者。但这些乙肝病毒携带者却受到了其他人的歧视。原因很简单，有些人认为这些病毒携带者会把病毒传染给自己，使自己也成为病毒携带者，或者肝病患者。

乙肝病毒主要是通过血液、母体、性接触等进行传播的。这些人所认为的乙肝病毒会通过空气传播，只要与乙肝病毒携带者一起说话、一同共事，就会感染乙肝病毒，是没有科学依据的。而一旦这种情况发生，将严重影响乙肝病毒携带者的正常工作和生活，会加重他们的心理压力。

❤ 从容看待乙肝

现在很多人谈"乙肝"色变，其实只要及时医治，对我们的日常生活就不会造成太大的影响。但是，我们应该如何判断肝功能是否正常，一旦肝功能呈现阳性就说明患有乙肝吗？

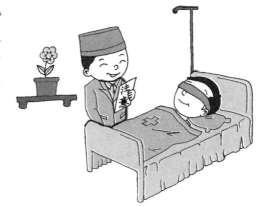

我们一起来看一下。

乙肝病毒的携带者可能并没有异常感觉，直到进行体检时才发现自己是乙肝病毒的携带者的事实，而且体检时发现乙肝病毒主要复制指标e抗原和脱氧核糖核酸均呈现阴性。这类人群也许会有轻微炎症存在，但肝功能正常，并不需太在意，也不必用药，只要注意饮食安全，保持良好的生活习惯，就可以安心地工作和生活。

如果乙肝病毒携带者体检时乙肝病毒复制指标e抗原为阳性，而肝功能又正常，这就说明这些人体内已经存在炎症了。这种情况下就必须及时进行治疗，但也不需要太恐慌，只要治疗及时，病情将很容易得到控制。

另外还有一些人已经是乙肝患者，只要治疗到乙肝病毒复制指标转阴，肝功能正常即可。如果患者治疗不及时，乙肝有可能发展为肝硬化。因此患者必须高度重视，积极治疗以控制病情。

❤ 预防乙肝，创造美好生活

乙肝病毒的传播，乙肝患者人数的急剧增加，令人们心神惶惶。据了解，乙肝病毒在一定程度上还造成很多家庭不和谐，甚至引发家庭破裂。所以，为了保证人们的正常生活，维护家庭的和谐美好，必须预防乙肝病毒的扩大传播。

首先，如果恋爱的双方想要步入婚姻的殿堂，最好在婚前先去医院进行体检。如果发现其中一方是乙肝病毒携带者或者已经感染乙肝病毒，应暂时取消婚礼，配合医生治疗，待乙肝各项指标正常后再结婚。

如果乙肝患者在婚后想要生宝宝，必须到医院做详细的肝功能检查并积极配合医生治疗，直到病情得到控制，肝功能基本恢复正常后才可以考虑怀孕。当然，乙肝患者家属应对患者多关心，不能有歧视及排斥心理，不要增加患者的心理负担，应与患者一起对抗乙肝。

❤ 自我保健意识不可少

目前，乙肝在我国的发病率很高。如果发现自己已经感染上乙肝病毒时，千万不要惊慌，要调整好心态，在治疗的同时注意增强自我保健意识。

肝病患者首先要树立战胜疾病的信心。由于乙肝治疗时间相对较长，所以患者应保持乐观心态，积极配合医生治疗。首先应从心理上重视戒烟禁酒。因为酒精和香烟中含有大量对人体有害的物质，会对肝脏造成损害，从而加重病情。另外，还要重视药物的副作用，了解多用药和滥用药的危害。"是药三分毒"，大量用药会加重肝脏的负担，致使病情恶化。因此，患者平时用药一定要在医生的指导下进行。

另外，肝病患者一定要选择到正规的医院接受治疗，不要盲目听信江湖术士之言，坚持科学有效的治疗方法。

❤ 提高免疫力可防乙肝

随着乙肝病毒传染率的提高，越来越多的人开始明白预防乙肝病毒的重要性。的确，只有预防病毒的传播，才能把伤害减小到最低。但仅靠预防是远远不够的，因为，乙肝病毒具有反复性，也就是说，患过乙肝的人也有可能复发。因此，这类人群对乙肝的免疫工作也同等重要。

大家都知道，机体本身是具有免疫功能的。一般的头痛脑热等并不会对我们的日常工作和生活有太大影响，但像乙肝这样的病毒，就会使肝脏受到严重损害。因此，提高机体免疫力迫在眉睫。首先，我们可以从饮食出发，也就是说，在饮食中补充身体所必需的营养成分。另外，适当的运动也是提高机体免疫力的有效方法，更是防治肝病的有效途径。只有免疫力提高了，我们才能更好地抵御乙肝病毒的侵害，同时被感染过病毒的细胞，也有可能获得清除病毒的能力，使疾病不治而愈。

❤ 乙肝并非从口入

很多人一听到乙肝，脸就变了色，若是听说身边有人患了乙肝，更是处处躲避，连最基本的说话、交往都不敢。虽然日常生活中要求乙肝患者使用专属的餐具，并与其他人分餐，但这并不证明与乙肝患者一同吃饭、交谈就会感染乙肝病毒。

一般情况下，乙肝病毒的传染主要是通过母子传染及水平传染进行的。母子传染又称垂直传染，是指携带有乙肝病毒的母亲在生产前或生产后通过体液及乳汁等将乙肝病毒传染给新生儿。不过，自从我国给新生儿注射乙肝疫苗以来，通过母子传染而患上乙肝的新生儿越来越少了，其患病概率也大大降低。

水平传染主要是通过血液及体液传染，如输血、打针、针灸等。这些可直接损伤人体皮肤，很容易使血液接触到乙肝病毒，最后导致乙型肝炎的发生。

❤ 乙肝患者预防水肿很重要

当乙肝患者出现肝硬变之后，会使肝功能发生障碍，导致合成清蛋白下降，出现低清蛋白血症。这个时候，人体血浆胶体的渗透压便会降低，很容易引起下肢水肿。

当水肿严重时，会使人体温度下降，皮肤干燥，有肿胀感，肢体弯曲时，会感到关节活动不便，如果护理不当，很容易出现皮肤溃烂及感染。这时乙肝患者应限制食盐及水分的摄入，若水肿严重，患者应卧床休息，用柔软的垫子将水肿部位抬高，使水分回流，缓解水肿现象。在休息时，患者应每隔一段时间便更换一次体位，避免长时间压迫水肿部位引起褥疮。

除了这些较常见的水肿外，水肿还会发生在阴囊等隐秘部位。这是因为在出现全身性水肿时，腹水过多会使腹腔压力升高，水分只好向压力较低的部位渗去，造成阴囊水肿。乙肝患者在预防阴囊水肿时应注意保暖，以免发生感冒。感冒、鼻塞等会使腹腔内的压力增高，最后导致阴囊水肿的发生。另外，便秘也会使腹腔压增高，同样也有导致阴囊水肿的可能性，对此，乙肝患者也应注意。

❤ 乙肝患者需常测腹围

因为肝炎患者很容易使腹腔压力过高，腹水增加，导致全身水肿，所以，经常监测腹围是很有必要的。

一般来讲，乙肝患者在发生肝硬变后，多多少少都会有腹水症状发生。这时，患者的尿量会减少，体重会增加，腹围也会跟着增加。测量腹围，最好选择早上刚醒的时候，此时不要起床，仍需平躺在床上，然后取来皮尺在肚脐的位置绕着腹部一周，这样测量出来的数据，就是乙肝患者的腹围长度。需要注意的是，乙肝患者

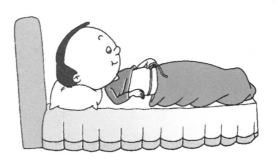

在每天测量腹围时，应保持相同的体位、部位及方法。如果第一天是吸气量的腹围，那么以后再量时也应吸气；如果第一天测量时是呼气状态，以后再量时也应是呼气状态。

❤ 慢性乙肝患者易并发血小板减少症

慢性乙肝患者一般都会出现脾肿大的症状，这种症状的发生会破坏血小板，使肝脏中的血小板生成素减少，直接导致血小板的减少。另外，慢性乙肝也会导致血小板相关免疫球蛋白升高，对血小板也造成一定损害。因此，慢性乙肝患者经常会并发血小板减少症。

值得注意的是，在慢性乙肝患者中，年龄对血小板减少起着一定的作用。随着年龄的增长，血小板会逐渐降低，而血小板减少症的患病概率也会随之升高。所以，早已感染乙肝病毒的患者，应及时去医院检查，一旦发现有血小板减少症发生，应立即治疗。

❤ 如何预防乙肝复发

很多时候，乙肝患者的病情明明已经控制住，可在不久之

后又发作了，这是为什么呢？乙肝反复发作常见于慢性肝炎患者，当乙肝病毒在患者体内进行复制并破坏机体免疫时，肝炎便会发作，而且还具有一定的规律性。

如果新生儿感染了乙肝病毒，可能在一开始时，并没有肝炎症状，但随着年龄的增长，当新生儿的免疫系统逐渐完善后，就可激活HBeAg的活性，使肝炎急性发作；成年肝炎患者在使用免疫抑制药或化疗药物时，也可诱发免疫应答，引起肝炎急性发作；如果肝炎患者长期酗酒、劳累过度，也都能引起肝炎的急性发作。

在我国，乙肝患者及HBsAg携带者高达1.2亿。在这些患者中，有很大一部分属于慢性乙肝，若是病情继续恶化，可直接导致肝硬化及肝癌。而且，乙肝患者一旦发展为慢性肝炎，病情将很难被控制，所以，在未发展成慢性肝炎之前，就将乙肝控制住，预防其反复发作，是十分有必要的。

乙肝患者应长期服药并定期去医院进行肝功能检查，只要能在发病初期将病情控制住，治疗乙肝是很有希望的。病情得到控制后，乙肝患者应注意休息，切忌过度劳累，但也不能久坐家中一点也不活动，可以适当打打拳、散散步，这些都有利于病情发展。最重要的一点是，戒烟戒酒。烟、酒都是肝脏的大敌，很容易使病情反复发作，很多慢性肝炎也正是因为烟酒问题而导致的。

❤ 不宜同时接种多种疫苗

接种乙肝疫苗是最常见的预防乙肝的方式，可除了乙肝疫苗，还有甲肝疫苗等也是需要注射的，那么，两种疫苗是否可以同时接种呢？

理论上讲，两种疫苗同时接种是完全可以的。如果把甲肝和乙肝疫苗同时接种到人体的不同部位，并不会互相干扰，也不会影响疫苗的效果。但实际上，医生不会给患者同时接种这两种疫苗。因为如果同时接种，出现过敏等不良后果，不能马上分辨出是哪种疫苗所致。所以，如果患者想要接种两种疫苗，应分前后顺序。待一种疫苗没有出现不良反应后，就可以接种第二种疫苗了，周期一般为半个月。

❤ 警惕蚊子叮咬

夏季，蚊子很多，令人十分讨厌，除了叮咬使人们感到奇痒无比外，它还做了很多不为人知的事情。在一项研究中发现，蚊子的细胞能结合丙肝病毒并对其进行复制。这也就是说，如果蚊子接触到丙肝病毒，就会在体内复制，一旦叮咬了健康人群，就可能会使人感染到丙肝病毒。可见，人们在预防丙肝病毒的同时，也要预防蚊子的叮咬。

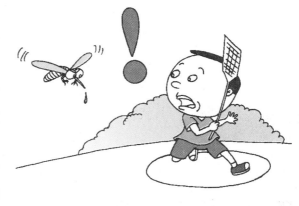

据了解，蚊子也有可能是乙肝病毒的传播媒介之一。在对蚊子是否能传播乙肝病毒这一研究中，有的专家认为，当蚊子吸入了乙肝患者或HBsAg携带者的血液后，乙肝病毒会在蚊子体内保存一段时间，如果这段时间内这只蚊子再去叮咬其他人，就很有可能使被叮咬者感染乙肝。

但另一些研究专家说，仅根据蚊子体内的血液会呈现HBsAg这一信息，很难证明蚊子具有传播性。因为研究中，HBsAg只存在于叮咬了乙肝患者或HBsAg携带者的蚊子血液中，一旦血液流失，HbsAg也会随之不见，很难说明其有传播性。

虽然对于蚊子到底能不能传播肝炎病毒说法不一，但是专家们仍表示，人们最好还是要慎防蚊虫叮咬。另外，如果家中养有猫、狗等宠物，一旦被抓伤、咬伤，也有传播、感染乙肝病毒的可能性，也应注意。

人们预防丙肝应从以下几点做起：坚持定期检查；尽量避免打针、输血，以免病毒通过血液传播；保持心情舒畅；注意饮食卫生。

❤ 肝病患者不宜过度爱美

有时候，慢性肝炎、肝硬变患者可能会出现肝病面容，即在患者面部眼眶周围及颧部的皮肤会暗淡无光泽并且会有毛细血管扩张的现象发生。有的肝病患者的面部会出现黄疸，黄疸颜色的深浅可直接体现患者病情严重与否。如果这些肝病患者不注意面部皮肤的变化，继续化妆，就会掩盖"证据"影响医生诊治。另外，有些化妆品会造成皮肤过敏，引起继发感染，从而不利于患者病情的恢复。

许多女性因追求美丽而选择纹眉，双眼皮手术，殊不知，"美丽"是要付出一定代价的。非专业型的美容院进行这类手术是存在许多隐患的，极易因手术用具及设备消毒处理不当而感染诸如乙肝等病毒。

"乙肝患者为什么不能美甲呢？"这是很多爱美的女性乙肝

患者发出的疑问。针对这一问题，有关专家给出了明确的回答。

首先，美甲本身并不具有科学性。专家说，美甲会损害指甲上的保护层，这样指甲就会变得脆弱，很容易感染病毒细菌。美甲也会接触利器，如果在美甲过程中利器或指甲划破皮肤，乙肝病毒很容易通过伤口或血液进行传播。

另外，美甲用具往往只用酒精进行消毒，这样并不能起到彻底杀菌的作用，还有可能引起乙肝患者其他方面的并发症。而且，美甲所用的一些化学物质，也会影响乙肝患者的健康。

❤ 有些乙肝患者不宜怀孕

作为乙肝患者，必须先考虑自身的健康状况，然后才可以决定是否要怀孕。只有患者的肝脏能负荷怀孕带来的冲击和痛苦，才可以考虑怀宝宝。

有一些乙肝女性患者是不适合怀孕的。例如，带有肝功能异常的急性乙肝患者、乙肝病毒感染时间过长发展成肝硬化的患者、出现明显异常情况的慢性乙肝患者、有过怀孕史但肝脏承受不了的患者、伴有妇科疾病的乙肝患者、肝脏严重受损且脾脏也出现异常的患者。

因此，作为乙肝患者不能抱着试一试、赌一把的心态怀孕，必须经过全面的检查，并积极进行治疗，当病情得到全面的控制后才可以怀孕，否则，既影响自身身体，也会对胎儿造成伤害。

❤ 女性患者可以这样避孕

一些女性乙肝患者，会因为自身的病情而不想要宝宝。在选择避孕方式时，这些患者又犯了愁，不知道哪种方式更有利于肝病，不会对肝脏造成新的伤害。

事实上，服用避孕药、放置节育环、安全期避孕这些日常生活中常用到的避孕方式都是不可取的。因为，服用避孕药会加重肝脏负担，使肝脏进一步受到损害；而肝功能不好的患者放置节育环很容易引起子宫出血，也容易造成身体伤害；采用安全期避孕，如果计算不够精确，很容易"中奖"。

那么，到底应该采取哪些避孕方式才是安全的呢？专家建议，使用安全套、使用阴道隔膜、使用避孕药膜等都是比较安全的，肝病患者可以选择这些避孕方式保护自己。

❤ 孕妇患乙肝如何处理

大家都知道，母体垂直传播是乙肝病毒的一个重要传播途径。那么怎么样才能避免宝宝感染乙肝病毒呢？

首先，如果孕妇呈现澳抗阳性或是小三阳，应定期到医院进行检查，并在产前3个月内连续注射3次乙肝免疫球蛋白；如果是大三阳或是肝功能正常的患者则必须在e抗原转阴后才能生育，产前3个月也必须注射乙肝免疫球蛋白3次。

其次，宝宝出生后，必须在24小时内接种乙肝疫苗加乙肝免疫球蛋白。在喂养宝宝时，应该首先查看母亲的乳房有没有损伤或炎症，没有损伤及炎症时才可以喂养宝宝，否则应该改用奶粉喂养。另外，孕妇在怀孕期间，要定期做肝功能检查。如果病情较严重，应考虑结束妊娠，待病情稳定后才可以再次怀孕。

新生儿"第一针"需重视

随着乙肝的盛行，对新生儿进行接种疫苗已成为广大家长所关注的问题。新生儿免疫抵抗力差，很容易感染乙肝病毒。因此，新生儿必须在出生后24小时内进行接种乙肝疫苗。这样，既可以避免从外界感染乙肝病毒，也可以提高对乙肝病毒的免疫力。

对新生儿进行接种乙肝疫苗工作很重要，但并不是每个新生儿都能注射乙肝疫苗。例如，患有肝炎、对疫苗成分过敏的新生儿、畸形儿及体重不足的新生儿应禁用乙肝疫苗。

每个新生儿的体质不同，注射乙肝疫苗后的反应也不相同。如果注射部位出现短暂的红肿或是头痛发热，这属于正常情况。如果出现皮肤过敏、血管水肿或是休克，就必须及时就医处理。同时，接种乙肝疫苗要及时准时，新生儿在出生后24小时内打第一针，1个月后打第二针，6个月后打第三针。

有效杀死乙肝病毒的消毒剂

有乙肝患者的家庭中，若想有效控制乙肝病毒的传播，最有效的办法就是经常消毒。生活中常用于杀死乙肝病毒的消毒剂有氯制剂、氧化剂、烷化剂及碘化剂，可供患者任意选择。

3%的漂白粉精中含有二氯异氰尿酸钠及氯化磷酸三钠等，将这种氯制剂在室温中放置20分钟左右后，再清洗器皿和餐具，消毒效果非常好；15%的过氧化氢在室温中放置10分钟以上后，可将乙肝患者使用的餐具放入浸泡，具有很好的杀菌效果；10%的甲醛溶液对血液制品中的乙肝病毒有很好的消毒作用；1%的碘酊，在室温中放置20分钟左右后，可用于体温计及各种医用导管的消毒。

另外，经常与乙肝患者密切接触的医生及其家人，在接触过患者之后，应使用肥皂冲洗手部至少2次以上，然后再将双手浸泡在0.1%~0.5%的过氧乙酸中2分钟左右。

❤ 纸币消毒很必要

HBsAg即乙型肝炎表面抗原，是肝炎病毒的外壳部分。很多人感染乙肝病毒后，都没有具体的临床表现，只是在血液中能检测出HBsAg。医学上称这类人群为HBsAg携带者，也叫健康携带者。

HBsAg除了存在于血液中之外，还存在于体液及其他分泌物中，如唾液、尿液、乳汁及精液。在HBsAg携带者的日常生活用品中，往往也能检测出HBsAg，如牙刷、茶杯等。另外，HBsAg携带者接触的纸币，也常携带着HBsAg。

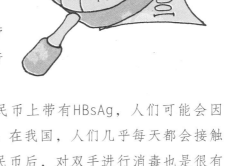

据调查，约有10%的人民币上带有HBsAg，人们可能会因接触人民币而感染乙肝病毒。在我国，人们几乎每天都会接触人民币。可见，在接触了人民币后，对双手进行消毒也是很有必要的。

❤ 如何消毒乙肝患者的排泄物

乙肝患者的排泄物中含有大量的乙肝病毒，若处理不当，很容易传染给他人。所以，对于乙肝患者的排泄物应进行严格的消毒处理。

如果乙肝患者的排泄物较稠，则应加入10%~20%的漂白粉乳剂进行搅拌，排泄物与漂白粉的比例为1∶2；如果排泄物较稀，则应加入漂白粉干粉进行搅拌，排泄物与漂白粉的比例约为1∶5。将排泄物与漂白粉搅拌均匀后，先放置2小时左右，再将排泄物丢弃，如果是在农村，可将排泄物深埋于地下。

乙肝患者使用过的便具，可使用2%的次氯酸钠溶液或3%的漂白粉清液进行喷雾消毒，最好能将便具直接浸泡在两种消毒液中1~2小时。如果不小心双手直接触碰到乙肝患者的排泄物，则应将双手浸泡在0.2%的过氧乙酸溶液中2分钟左右，进行消毒处理。

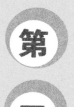

第三篇

肝病与情绪密切相关

　　俗语说，怒大伤肝。医学专家也通过临床调查发现，肝病与人的情绪波动密切相关。如果肝病患者存在情绪障碍将会严重影响肝功能，对肝病的康复极为不利。因此，本章针对各种患病人群为您全面介绍稳定情绪的必要性，并且为您精选了十二招调情养志的方法，简单实用，帮您放松心情，远离肝病。

一、情绪影响肝病

　　医学研究发现，情绪严重波动会损害肝脏，甚至加重病情。因此，有人说"保持良好的心情肝病就治好了一半"也不无道理。本节为您介绍了稳定情绪的基本常识，而且针对不同的患病人群给予了不同的心理指导。

❤ 情绪稳定有利治疗

　　很多肝病患者在得知自身病况之后，往往情绪低落，失去了治疗疾病的信心。当这种情绪反应过激、过频时，就容易导致脏腑气机失调，从而导致病情的恶化。还有些肝病患者在治疗期间，服用大量的药物，给身体和精神都带来了很重的负担。因此，患者往往出现思想负担过重，情绪低落，担心病情进一步恶化的现象。

　　与肝病密切相关的情志变化主要表现在怒和思上。怒伤肝，思伤脾。暴怒和忧思过度可能导致肝脏和脾胃功能失调，诱发或加重急慢性肝炎及肝硬化的症状。经医学研究发现，暴怒的情绪会使人处于躁动状态，致使肾上腺素分泌异常，从而损害肝脏，甚至加重病情。

　　肝病患者应充分认识到不良情绪会对肝病造成的伤害。因此，要勇于与肝病做斗争，减轻不必要的心理负担。比如平时可以多与乐观开朗的朋友聊天，倾诉烦恼，必要时还可以寻求心理医生的帮助。要培养兴趣爱好，积极参加体育活动，疏导不良情绪。因此，肝病患者只有调整好自己的情绪，保持积极乐观的态度和坚定战胜疾病的信心，才有利于疾病的治疗。

❤ 肝病患者应注重心理保健

肝病患者要明确"好心情胜良药"的道理，因此，平时做好基本的心理保健十分重要。肝病患者应在日常生活中调整好自己的心态，做到对人宽容，遇事不动怒。并且注意培养自己的兴趣爱好，怡情养性。另外，要做生活中的有心人，善于发现周围美好的事物，体味平淡中的快乐。

常与朋友保持联系，增进友谊，对自身健康很有好处。肝病患者要养成自立自强的品质，凡事不应该太过于依赖别人，避免因对方没有达到自己要求而产生失望心理。还要合理地制订学习和工作计划，有条不紊地按照计划行事，减少紧迫感，释放心理压力。肝病患者还可以饲养一些宠物，在与宠物的和

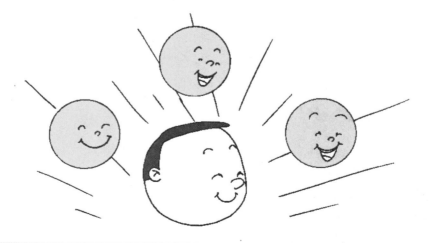

谐相处中可以让人心态平和、舒缓压力。另外，凡事不要斤斤计较，要懂得知足常乐的道理。

❤ 肝病患者应消除心理障碍

人生在世，任何人都不能避免地会遇到挫折，遭受疾病的侵袭，碰到工作不顺利、家庭不和睦等事情。这时，人的心理往往会失衡、抑郁，若长此下去，对健康非常不利。因此，学会克服心理障碍十分必要。

肝病患者平时应做到性格开朗，笑口常开。从长远的角度看，拥有坦荡宽广的胸怀，遇事不斤斤计较，就能帮助克服愁闷的心理。肝病患者在遇到十分恼怒的事情时，应保持冷静，先做深呼吸，放松身体，摒除脑中的一切杂念，这样，心理障碍也会慢慢消失。

肝病患者应尽量做到与世无争，不为名利、金钱困扰。对身外之物要看轻看淡，培养自己的兴趣爱好，积极陶冶情操，丰富自己的精神生活。

❤ 肝病患者应保持心态平和

大家都知道情绪对肝病患者的重要性，情绪的好坏会直接影响治疗肝病的进度。遇到不顺利的事情时，可暂且回避，待情绪镇定后再将其解决。在意识到自己要发脾气时，要尽量克制，在不违背原则的前提下，要尽量做到谦虚礼让。

肝病患者在做事情时要整理好思路，一件一件去做。这样就不会手忙脚乱，避免使情绪处于紧张状态。要明白这样的道理，凡事要看淡一些，不要要求尽善尽美。不然，只会给自己徒增烦恼。只有待人宽容，要时刻保持自身的修养和素质，才能使心态平和。

❤ 肝病患者调情养志的方法

肝病患者在治疗期间，容易出现坐立不安、食不果腹、夜不成眠等现象。这时，应该学会从心理上调节自己的情绪。

患者在情绪低落时，可以寻求心理医生的帮助。向医生倾诉自己的苦恼和抑郁，释放心理压力。这样，既可以提高对疾病的认识，又可以消除自己的疑虑。肝病患者一定要注意控制自己的情绪，勇于接受事实。告诉自己，人的一生难免发生疾病，要正确对待、予以释怀。对此，平时要注意培养自身的控制力，这样，在疾病到来的时候才会有足够的思想准备和强大的心理承受能力。

另外，肝病患者在治疗过程中，除了要控制自己的情绪外，还要注意转移注意力也是一种很有效的方法。寻找到自己感兴趣的事情，专心去做，这样就不会使自己抑郁、烦恼，而陷入病魔中苦苦不能自拔。

❤ 关护急性肝炎患者的心理

急性肝炎患者往往因为对自己的病情恐惧不安，渴望能得到最及时有效地治疗，在心理上处于一种高度应激状态。因此，一定要及时进行心理治疗，帮助缓解紧张的情绪，保持良好的心态。否则容易加重病情，造成严重后果。

　　根据急性肝病患者的心理状态，有针对性地做好护理工作十分必要。由于患者经常表现出诸如恐惧等症状，因此必须增强患者的安全感，帮助患者缓解心理压力，减轻精神痛苦，根据其自身的具体情况做好心理疏导工作。要对患者给予鼓励和肯定，避免消极暗示。

　　大多数急性肝炎患者都具有一定的传染性，被隔离是在所难免的。但是，由于患者对此认识不足，想问题容易走极端，加之家中成员过分地忌讳，往往会加重患者的孤独感。因此，对急性肝病患者的心理支持是十分必要的。

♥ 帮助慢性肝炎患者调情养志

　　慢性肝炎患者往往要承受长期的病痛折磨，因此，会产生较为复杂的情绪变化。患者初期大多会存在侥幸心理，不愿配合医生治疗。一旦病情加重，又会产生急躁情绪，变得格外敏感。盲目苦寻各种渠道，渴望快速有效地摆脱病魔，却因缺乏专业性的医疗常识而无所得，随着病情的变化，情绪也会跌宕起伏，过分关注自己的机体感受，计较病情变化细节，甚至产生厌世之感。

　　对慢性肝炎患者进行心理护理，应注意慢性疾病病情长、见效慢、易反复等特点，及时帮助患者调节情绪，使之振奋精神。在饮食方面，应考虑到患者的营养需要和禁忌，合理安排饮食。另外，舒适优雅的环境对患者的心理护理也是很有帮助的。由于慢性肝病患者传染性较低、空闲时间多，因此，进行适当的户外活动，使其心情舒畅，情绪饱满，是十分必要的。对于因长期治疗无效而失去信心的患者，家属要多安慰、多鼓励，帮助其重新树立信心。

❤ 鼓励重症肝炎患者树立信心

重症肝病患者大多病情危重，治疗难度大。因此，患者常会产生悲观、绝望等不良情绪。大多数重症肝炎患者的心理多表现为忌讳承认自己的病情；得知病情严重后，愤怒、拒绝治疗，甚至敌视周围的人。愤怒过后，往往心理状态慢慢转为平静、沉默不语。大多数患者在这个时候通常产生不愿多说话却又害怕孤独的矛盾心理。

这时，家属应尽量安慰患者，帮助他们解除痛苦，缓解症状。对于患者的情绪失控，要予以谅解，对其言行不予计较，宽容对待。尽量满足患者希望多见亲戚朋友，得到更多关爱和温暖的愿望。另外，家属要时刻保持积极的情绪，不要在患者面前表现出过多的悲伤，反而不利于其病情的恢复。要尽量满足患者的心理需求，尽可能地消除其恐惧、绝望等负面情绪，帮助患者树立战胜疾病的信心。

❤ 解决乙肝患者的交际难题

很多乙肝患者在交友、恋爱上往往会遭遇很多问题、受到伤害。解决不好的话还会使病情进一步恶化。因此，解决乙肝患者交友难、恋爱难的问题十分重要。

所谓知己知彼，方能百战百胜。乙肝患者要充分了解乙肝知识、定期检查、适度养生，使自身、朋友及亲人都得到最大的保障。肝病患者首先要坦然面对自己的病情，要知道得了乙

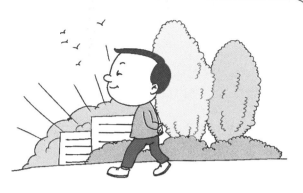

肝并不是不能完全治愈的。要敢于接受现实，坦然面对它，才能使内心平静，稳步前进。另外，在病情得到控制之后，乙肝患者也有追求自己幸福和快乐的权利。不过，不论成功与否，都应该保持良好的心态。

乙肝患者要做好人生规划，给自己订立目标，有计划的生活和交友，用自身的魅力去感染周围的人。

♥ 给予肝癌患者生存希望

许多肝癌患者认为肝癌是绝症，无法治愈，感到迷茫和绝望。其实，肝癌是可以根治的。关键在于早发现早治疗，越早接受手术，效果越好。

年龄小于80岁且无肝硬化症状的患者，手术治疗是可行的。但是，对于肿瘤过大，有轻微癌细胞扩散现象且有很严重的肝硬化的患者，虽然不宜进行手术治疗，但可以采取肝脏移植的方法。另外，对于终末期肝癌的患者，也适合做肝脏移植，手术以后效果很好。肝移植还可用于肝内胆管结石等先天性的肝脏疾病。

目前，肝癌的外科治疗已有很大进展。所以，患者不必再有一旦得病就算接受治疗也无济于事的想法。现在的肝癌手术不同于过去的传统手术。只需进行简单的开腹手术，而且术后复发还可以再做手术，大大提高了患者的生存率。

❤ 呵护肝病患儿的心灵

　　肝病儿童的情绪变化快，心理活动多而又不善表达。所以，家长应善于从细微变化中发现问题，积极采取措施，避免危害发生。

　　对于患有肝病的儿童，家长应尽量全日陪护，防止儿童恐惧、不安。患儿在蒙受生理的痛苦与折磨的时候，正是需要亲情的时候。若家长对此忽略，则会给孩子的心灵造成创伤。因此，家长还要做好患儿的心理护理工作，给其强大的心理支持。

　　对于在传染期需要隔离的肝病患儿来说，既不能和同龄孩子玩耍，又不能去学校读书，难免会有孤独感。因此，陪护人员在保证患儿用品充分消毒的情况下，可以陪伴患儿一起玩耍和游戏等，多鼓励患儿，帮助其树立战胜疾病的自信心。另外，要尊重儿童肝病患者的自我意识，对不同年龄段的患儿，因其心理特点各异，应该区分对待。

❤ 疏导青年肝病患者的情绪

　　对于青年肝病患者来说，往往认为自己年轻力壮，而忽视了肝病对身体健康造成了巨大危害，一旦患病，大多不积极配合医生的治疗，也不愿把自己患病的事实告诉身边的朋友，怕因此遭到大家的孤立。所以，情绪极其不稳定，敏感多疑，缺乏自信，消极冷漠，容易走向极端。由于疾病的折磨，他们会出现精神紧张和焦虑，丧失理智，造成难以弥补的后果，发生难以想象的后果。另外，青年人具有群向性，喜欢与一些朋友聚在一起谈天说地。但肝炎、肝硬化患者由于其疾病的特点而使群体活动受制，因此，极易产生孤独感，对疾病治疗十分不利。

青年肝病患者可以选择做一些自己感兴趣的事情，学会在孤独中享受生活。家人和朋友也应予其恰当的鼓励，助其克服困难，战胜疾病。因此，给予青年肝病患者耐心的心理疏导十分重要。

❤ 关注中老年肝病患者的心理

对于中老年肝病患者，尤其应该注意他们的心理变化，并及时帮助他们消除心理负担才有利于肝病的治疗。

中年人群属于压力较大的一个群体，一旦患病就会直接影响到家庭的经济问题，反之增加了他们自身的压力，对治疗十分不利。

对于老年肝病患者而言，他们大多不愿承认自己的衰老，在心理上会产生孤独感，甚至会像小孩子一样，遇到不顺心的事情就会哭泣。所以，家属在与老年人相处时，一定要有耐心，使其备感温暖。另外，老年人思想相对保守，长期形成的生活习惯不易改变，因此，更需要家属的耐心和关照。

二、调情养志小妙招

好心情是肝病的天敌。那么，怎样才能获得好心情呢？本节教您调情养志小妙招，招招保您积极乐观、心境平和，帮您以一个良好的心态养肝治肝，不仅有助于恢复健康，还能够提高自己的生活质量。

❤ 乐观帮助战胜病魔

"乐"是人们情绪和心理的一种表现方式。"乐观主义"是人们经常提到的一种精神状态但真能做到的人却少之又少。只有乐观才能积极向上，才能摆脱消极情绪的困扰。

现代社会的生活节奏越来越快，人们也越来越忙，物质生活越来越丰富，精神享受却越来越少。这种现状对于肝病患者更是不利。因为，精神状况直接影响心情，而心情又直接影响肝脏的健康。因此，我们就需要用"乐"来养肝了。何为"乐"养肝呢？其实，就是让肝病患者保有乐观积极的生活态度，具备自我调节情绪的能力，保持"乐"的表情、"乐"的心态，以此来减少肝脏负担。赵朴初先生于92岁高龄时所作的《宽心谣》值得借鉴："早晚操劳勤锻炼，忙也乐观，闲也乐观；心宽体健养天年，不是神仙，胜似神仙"。

❤ 好心情防治肝病

　　许多人都知道，拥有好心情才能保有好身体。每个人都有七情六欲、喜怒哀乐，但只有好的心情才会对身体有利。所以，保持心情平和，不仅可以事半功倍，还可以防治肝病。

　　医生建议，肝病患者如果出现忧虑、紧张、暴躁、嫉妒等不好的情绪时，可以进行自我调节。如深呼吸；大声喊叫发泄苦闷；闭上眼睛进入一个平和的忘我状态；或者一个人静一静等。

　　肝病患者应该保持心态平和，做到不与人争，不和人抢，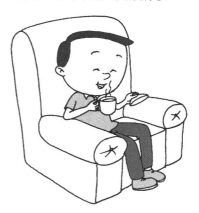大事小事，一笑了之；肝病患者也可以进行自我催眠，认为自己是最好的、最美的；等等。曾有这样一个很好的例子，一个老太太被查出是肝癌晚期，但是她却丝毫不在意，仍旧保持良好的心态，投入到她所热爱的文艺事业。正是因为她的良好心态，使生命延续了10年之久。

　　心情的好坏，对肝病患者的治疗有很大影响。如果患者不能自身调节，可以向医生咨询，在治疗肝病的同时也接受相关心理治疗。

❤ 静心养肝法

　　诸葛亮在《诫子书》中曾经提到，"宁静致远""静以修身""学须静也"。从而可见静的重要性。从古至今，静都是修身养性的一个重要方法。

快节奏的社会生活，导致了人们心情的反复无常，从而增加了肝脏疾病的患病概率。医学上讲的"气大伤肝，肝火上升"，都是和人的情绪密不可分的。

那么怎样才能改变这种现状呢？其实很简单：进行自我调节，自我催眠，还可以深呼吸。当患者的呼吸比较深沉且均匀时，心情就会变得平静，就不会导致肝火上升了；肝病患者也可以采取静坐的方式。静坐时闭目沉思，倾听自己的心声，就会变得无欲无求了；可以聆听来自大自然的声音；可以凝视某一事物或观看大千世界，就会心胸开阔；可以通过食物调节，就是当患者心情不好时，可以吃自己喜爱的食物，以达到分散注意力的目的；可以一个人到一个风景秀丽的地方放松心情。总之，做到"静"，有利于肝病的治疗。

❤ 微笑疗肝法

有句老话，"笑一笑，十年少"。的确，笑是最美好的表情，笑就意味着开心，开心就意味着身心舒畅。但是，大家可能想不到，笑其实也是一种治疗肝病的方法。笑证明患者的情绪处于最佳状态，心情也比较舒畅。如果肝病患者脸上经常保有灿烂的笑容，既能帮着脸部做运动，愉悦身心，也可以将快乐带给大家。

医学认为，笑的同时，大脑会处于空白状态，从而使大脑得到短暂休息。笑，可以产生一系列的化学反应，使身体产生兴奋激素，从而刺激大脑。笑，不仅有利于肝脏功能的正常运作，同时也有利于呼吸和消化。如果患者性格拘谨，那么可以采取一些方法进行练习。和朋友聊天，营造欢乐的氛围就是一个不错的选择，也可以每天对着镜子进行笑容的练习。

♥ 针对老人的养肝法

"老顽童"，也就是老小孩，他们不仅需要物质上的关心照顾，更需要精神上的情感支持。

老人容易产生失落感，是因为他们不再工作，不再服务于社会，心理上就会感觉被社会抛弃了，被人们遗忘了。长期的抑郁情绪，再加上患者本身体质又差，很容易引发肝病。因此，老人的自身情绪调节很重要。特别是对于失去另一半的老人来说，可以求得一份新的感情，为自己找个老伴。因为爱情是永恒的，两人的相互扶持才能走得更远。而对于家庭健全的肝病老人来说，可以培养自身的兴趣爱好，比如写诗、作画、练习太极拳等。还可以养一些花、鸟、鱼、虫，多参加一些老年文娱活动，如结伴去郊游等。

♥ 阅读养肝法

古语有云，"书中自有颜如玉，书中自有黄金屋"。的确，人们从书中受益良多。读书也是一个治疗肝病的好方法。所谓读书就是高声朗读或小声阅读一些书刊，从而达到调节心情、预防并治疗疾病的目的。

肝病患者应该养成晨读的习惯。早晨，大声地朗读一些诗词歌赋，可以使患者的情绪高昂，保证一天的工作充满干劲。

阅读或默读一些报纸刊物，还可以使患者了解更多的信息，对工作生活充满希望。

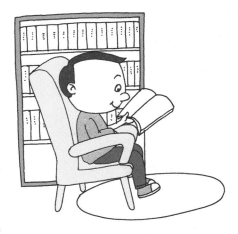

肝病患者往往情绪不稳定，这样不仅对自身病情有影响，同时也会影响周围人的情绪。此时，患者就应该拿起手中的书本进行阅读。当患者进入书的世界时，也就忘记了自身的烦闷。总之，读书是修身养性的一种好方法。养成良好的读书习惯，不仅可以吸收知识，还可以有效地调节心情，从而可以有效地预防和治疗肝病。

❤ 书画养肝法

中国是书画大国，书画艺术更是经久不衰。练习书画不仅是一种艺术活动，同时也是一种养肝之道。为什么这样说呢？因为写字作画的时候最忌吵吵嚷嚷，这样就需要写字作画者凝神静气、专心致志，达到心情平和，也减少了肝脏的负担。写字作画者需要具有极为敏锐的洞察力，观察入微时就会达到忘我的境界，此时心肝也处于平和状态。无论是书法还是绘画，都要求作者有毅力和耐力。只有平常心之人才更容易做到这点。另外，欣赏自己的作品，也是一种精神享受，可以很好地调节心情，同时使肝脏受益。

喜爱书法的中老年朋友，可以拿着自制的大毛笔，去公园水泥地板上练习书法，这样不仅可以培养生活情趣，同时也有利于保持身心健康。

❤ "雅" "渲" "和" 养肝法

雅，就是雅兴、风雅等。肝病患者可以效法古代文人义士，做一个文雅之人。如培养自己在诗词歌赋、绘画、下棋、音乐等方面的爱好，这些都有利于身心健康，有利于预防和治疗肝病。

渲，就是发泄。肝病患者，往往情绪波动比较大，自我控制能力差。此时，就可以尝试"渲"。如找个倾听者，把自身的烦闷讲出来。或者，大哭一场、大声喊出来。但"渲"之前需注意：要分析原因，看值不值得发泄。如果需要发泄，不宜时间过长，要分场合，不宜经常发泄。

和，就是万事和为贵，心平气和。"和气生财""家和万事兴"是千古定律。肝病患者，如果能做到"和"，就不会出现气大伤肝的情况了。

❤ 花香辅疗肝病法

鲜花象征美好，能带给人们好的心情。蜜蜂在花田中不知疲倦地飞来飞去，对此，人们不甚在意。其实，里面大有文章。鲜花丛中不同的花香气味，刺激着蜜蜂的大脑，令其兴奋。这就是花香的魔力！

人类的嗅觉对散播在空气中的花香是相当敏锐的。医学上已经研究出了一个新的肝病治疗方法——花香疗法。花香疗法即根据不同的病患需求，采摘不同的花卉对其进行心理、精神、感官等方面的治疗。肝病患者可以根据自身需求，在家中摆放一些鲜花。这样不仅可以修身养性，还可以美化环境，净化空气。最重要的是，可达到治疗肝病的目的。肝病患者经常去公园、花园散步也是个不错的选择。

❤ 音乐治肝法

从古至今，音乐都是人们生活中不可或缺的一部分。音乐对于人类来说，是一种精神享受。古书有云，"是以闻其宫声，使人温良而宽大"，意思就是，音乐可以影响人的精神与行为。

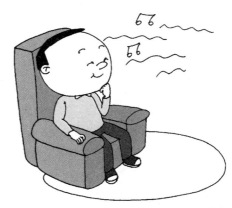

治疗肝病可以选择音乐疗法，即根据患者不同的情绪，选择相应的音乐对其进行精神、心理调节。如果患者忧虑紧张，可选用一些安神、轻柔、音律波动不大的歌曲，最好选用民族歌曲。如果患者出现悲伤痛苦的情绪，可选用一些节奏轻快欢乐的歌曲。总之，根据患者不同的情绪，选用与之相反情绪的歌曲进行安抚治疗。对于慢性肝病患者来说，可以在工作和生活中都与音乐为伴，陶冶情操，放松心情，辅助治疗。

❤ 肝病自然疗法

肝病治疗可以回归大自然，采取新的疗法——大自然疗法。大自然疗法，即利用自然中的温度、空气、阳光、气候等，帮助肝病患者抑制和治疗疾病。

温度适宜很重要。适宜的室温，有利于工作、生活和睡眠；适宜的水温，有利于饮用、洗澡等；适宜的食物温度，利于身体健康；适宜的湿度，可预防病毒传播。空气与气候与人体健康息息相关。新鲜的空气，是预防和治疗肝病的必要条件。空气清新可以使人心情舒畅，精神振奋。经常去公园散步，利于慢性肝病患者的治疗。好的气候也是治病防病的一个关键所在。随着季节的变化，气候也随之变化。各个季节疾病的传染率不同，最好的气候才能把病毒传染率减小到最低。所以适当的阳光浴利于健康。肝病患者应经常去户外活动，尽情享受阳光。但是，肝病患者如果进行日光浴，不宜时间过长，每天半小时左右，早晚各一次。气味在一定程度上也利于身体健康。好的气味利于病，臭气毒气则致病。因此，应好好掌握气味疗法。

❤ 肝病色彩疗法

色彩与我们的生活息息相关。五颜六色的美好事物令人心情愉悦。试想，如果世界上没有了色彩，我们的生活还有什么乐趣。实践证明，色彩与健康也有着密切的关系。对于肝病，我们可以采取色彩疗法。简单地说，色彩疗法就是运用适宜的色彩营造科学的环境，对患者进行心理治疗。日常生活中，患者可依照自身喜好布置自己喜欢的环境，既利于心情，又利于休息，从而达到治疗肝病的目的。

有几种色彩对肝病患者的治疗很有利。蓝色是蓝天大海的颜色，它可以放松患者的心情；绿色是大自然的颜色，它可以使患者感到心平气和；紫色是梦幻的色彩，可以激发患者的想象力；黄色和深红色可以使患者充满活力、情绪高昂；土耳其蓝、紫青色和白色对患者都具有稳定情绪的效果。

饮食，让肝脏重新焕发活力

　　古语云，病从口入。肝病更是如此，有些肝病是通过饮食传染；还有些则是不良的饮食习惯加重肝负担、造成脂肪肝等；另外，不良的饮食习惯还不利于肝病恢复。针对这些情况，本章将为您讲述肝病的饮食原则，以及一些养肝的生活习惯和细节，还根据肝病的特点为您提出了相应的饮食建议。

一、饮食习惯要良好

合理搭配饮食、保持均衡营养可以有效地改善患者的肝病症状。因此，防治肝病必须从日常饮食做起。本节为您全面讲述了养肝治肝的饮食原则，教您健康饮食，轻松摆脱难缠的肝病。

❤ 健康饮食可以防肝病

一般情况下，日常生活接触传播是散发性发病的主要传播方式。因此，公共场所及人流密集地是甲肝或戊肝发病率较高的地方。另外，饮用不洁净的水是戊型肝炎流行的主要传播方式。

甲肝和戊肝在职业人群中发病较多。由于上班族在饮食方面往往求异求新，特别是对蔬菜、鱼或者海鲜常采取生吃的方式，这便会让病毒有可乘之机。而农村地区，由于环境卫生条件较差，则更容易患上甲肝或者戊肝。经医学研究发现，青少年多患有甲肝，而中老年、孕妇多患有戊肝。孕妇患戊肝的病死率很高，老年人感染戊肝后病情会较严重，所以，孕妇和老年人尤其要注意饮食健康卫生，注意疾病的预防。

平时，一定要注意预防甲肝和戊肝。保持饮用水源的卫生，多喝开水，避免喝生水。做好个人卫生，注意饮食健康，尽量不生吃海鲜，还要定期注射疫苗。

❤ 细嚼慢咽有助于养肝

　　吃饭细嚼慢咽有益健康，食物在口腔中经过较长时间的咀嚼后，除了有促进唾液分泌、帮助消化吸收外，还具有消毒、杀菌的作用，在一定程度上也可起到保肝护肝的作用。

　　唾液中含有淀粉酶、氨基酸，以及钾、钠、钙等矿物质，即能清洁口腔、帮助食物消化，又有消炎、抗菌消毒、增强免疫力等作用。研究发现，唾液中含有多种抗菌元素，能有效抑制甚至杀死大肠埃希菌、伤寒杆菌等致病病菌。

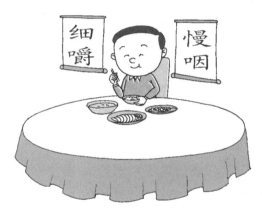

　　另外，细嚼慢咽所产生的唾液还具有很强的排毒作用，可减轻肝脏排毒的负担，不仅如此，它还能灭除亚硝氨、苯并芘等多种致癌物质。所以，肝病患者应养成细嚼慢咽的好习惯，轻轻松松养肝治肝。

❤ 肝病饮食讲原则

　　对慢性肝炎患者来说，饮食要做到"两高两低"的原则，即高蛋白、高维生素、低脂、低糖。

　　肝脏是蛋白质分解与合成的重要器官，人体摄入的蛋白质在分解成氨基酸后，会在肝脏内合成人体需要的蛋白质。若蛋白质摄入量减少，自身蛋白质分解增加，合成蛋白质的数量减少，致使体内血浆蛋白消耗量明显下降，肝组织的修复功能降低，所以，应多吃含高蛋白的食物。肝脏受损后，会造成体内维生素合成减少，营养摄入不均衡，所以必须补充充足的维生素，以免病情加重。

人体正常的代谢需要胆汁的参与，而肝病患者往往胆汁分泌不足，使肝脏功能减退，致使肝脏对脂肪等物质的代谢受到影响，如果此时患者再大量摄入高脂肪物质，必然会加重肝脏负担。过多的糖类食物进入体内可以转化为脂肪，使肝病患者患上脂肪肝的可能性大大提高。所以，肝病患者的饮食应强调低脂、低糖。另外，高热量食物也会加重肝脏负担，影响肝功能的恢复，患者也应少吃。

❤ 补充蛋白可以护肝

蛋白质是维持生命的基础物质，可以说，没有蛋白质就没有生命。所以，肝病患者要想养好肝，在平时饮食中更应注意摄入蛋白质。

肝病患者如果体内缺乏蛋白质，而机体为了维持正常的身体运转，就会将肝脏中有限的蛋白质利用起来，使肝脏中的蛋白质快速流失，导致肝脏功能受损。因此保持充足的蛋白质摄入量，是维持肝脏功能正常运转的基础。

另外，营养不良、挑食等都会对肝脏造成损害。因此，患者要时刻注意自身状况，每天按时、按量进食，合理搭配食物，保证人体蛋白质的摄入量。

但需要注意的是，肝硬化患者由于肝组织结节和纤维化形成及肝脏硬化失去代偿功能等原因，导致肝功能紊乱，使体内的蛋白质合成功能减退、血浆白蛋白减少，致使血胶体渗透压降低，因而经常产生水肿或腹水症状。

所以，肝病患者宜常吃含高蛋白丰富的食物，以提高血浆白蛋白的水平，减轻水肿与腹水等症状，使肝细胞得到保护，并促使其恢复和再生。肝硬化患者如果已经发生腹水和水肿，则更应该增加蛋白质的摄入量，多吃瘦肉和蛋类食品，每天坚持喝牛奶。另外，糖类能维持肝细胞内的糖元含量，可使其作用于肝组织的构成和增生，以保护肝脏。因此，肝硬化患者也应摄入足够的碳水化合物，以减少蛋白质的消耗，减轻肝脏负担。

需要注意的是，在摄入高蛋白的同时，肝硬化患者应注意避免摄入过多的脂肪，以免脂肪过多在肝脏中堆积，形成脂肪肝。另外，肝病患者还应补充维生素，多吃蔬菜、水果，少食多餐，合理安排饮食，既要保证营养，又不能营养过剩。

❤ 营养元素帮助治肝病

肝病患者常伴有多种维生素缺失情况，例如缺乏维生素B或维生素C等。这些维生素可维持肝脏正常功能，一旦缺乏将会加重肝部疾病。所以，肝病患者在日常饮食中一定要注意补充维生素，多进食含有微量元素的食物。

维生素C不仅能提高肝细胞的抵抗力，还能促进肝细胞再生，因此，肝病患者应适当增加维生素C的摄取，提高体内维生素C的浓度。另外，肝硬化患者普遍血锌水平较低，而尿锌排出量却很多，这样肝细胞内的含锌量就会随之降低，进而损害肝功能。所以，肝硬化患者平时要多吃含锌、镁丰富的食物。如富含锌的瘦肉类、蛋类、鱼类等及含有丰富镁离子的绿叶蔬菜、乳制品和谷类等食品，这些食物肝病患者都应多吃。

除了维生素B、维生素C外，叶酸也是肝病患者应多补充的微量元素。肝病患者可以根据自身情况合理调整饮食结构，一日三餐，定时定量。多吃蔬菜水果，以补充身体中缺乏的维生素和微量元素。

❤ 肝病患者秋冬饮食注意事项

肝病患者秋天不宜吃过多的甜食。甜食食用过多会导致各种糖类的代谢物增多，从而增加肝脏清除这些有害物质的负担。肝病患者在秋季也不应该盲目地进补，以免造成营养过剩。另外，肝病患者应该少吃含纤维比较多的食物，如芹菜等。像萝卜、汽水等能够产气的食物肝病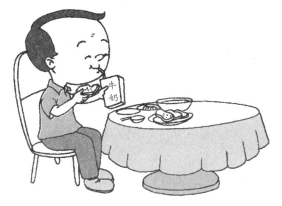患者也应少吃。如果肝病患者出现腹水情况，应少食盐，以免病情加重。

冬季是各种动物冬眠的季节，也是人们困乏、睡不醒的季节，被称之为"睡不醒的冬三月"，然而此时，对于肝病患者来说，却是需要打起精神的季节，因为，肝病患者在冬天更容易出现食欲不振、困乏等症状。

冬季肝病患者可以选用含高蛋白、维生素多的食物食用，其中以牛奶最佳。因为牛奶不受食欲的影响，可以维持患者体内营养的正常所需。但食用牛奶前必须加热，因为这样不仅可以保证牛奶中的营养元素不流失，还可以起到消毒杀菌的作用。肝病患者在冬季应少食含化学物质的加工肉食品。因为冬季肝脏的解毒、代谢功能下降，过多食用含化学物质的加工肉食品，会加重肝脏的负担。

❤ 肝病患者应低铁饮食

铁是人体必需的微量元素。但对于肝病患者来说，应控制铁的摄入量，因为食用过多的含铁食物，会导致丙氨酸转氨酶（ALT）的升高，而丙氨酸转酶的升高则意味着肝、心、骨骼等受到了损伤，从而导致患者病情加重。因此，肝病患者应当尽量减少铁元素的摄入。

肝病患者肝细胞受损，会导致血清铁蛋白的升高。血清铁蛋白的高低是检查人体内是否缺铁的重要指标。低铁饮食可以降低人体内血清铁蛋白的含量，抑制丙氨酸转酶升高，起到健肝养肝的作用。因此，慢性肝病患者宜食苦瓜、青瓜等含铁元素较低的食物。

❤ 肝病患者补硒尤为重要

对于肝病患者来说，补硒尤为重要。这是由于硒是人体不可缺少的一种微量元素，它既能选择性地杀伤和抑制肝癌细胞，又不会对正常的肝细胞造成影响。

肝病患者可多吃含硒高的食物以预防肝癌的发生。由于肝病患者体内的硒含量少，加之存储硒的能力弱，随着病情的加重，血液中的硒含量也会变得越来越低，所以肝病患者尤其应注意补硒的重要性。摄入充足的硒不但可以保护乙肝病毒携带者的肝功能，还能防止乙肝病毒出现变异，对肝病患者的预后十分有好处。

对于肝病患者来说，平时要多吃一些含硒的食物，其中蘑菇的含硒量很高，且热量低，又不会对人体造成过多的剩余能量，是肝病患者的好食物。

❤ 脂肪肝患者应合理饮食

近年来，患脂肪肝的患者与日俱增。脂肪肝的形成十分复杂，常见于肥胖者、糖尿病患者、高血脂患者及肝炎患者之中，还有些患者是因为药物中毒及营养不良致使肝脏内脂肪的分解与合成代谢失去平衡，导致脂肪在肝细胞内过量堆积，使脂肪的含量严重超标，进而形成脂肪肝。此时，若不及时治疗则有可能引发肝硬化，使病情难以控制。

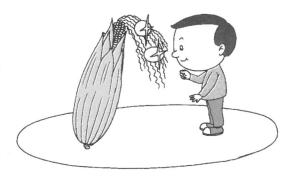

脂肪肝是一种可逆性疾病，若能及时发现、及早治疗是

可以治愈的。而营养过剩是导致脂肪肝形成最常见的原因，因此，治疗脂肪肝应首先从饮食入手。合理控制脂肪肝患者的饮食量，调整脂肪肝患者的饮食结构，从而避免摄入过多脂肪，这样才能有效缓解脂肪肝症状。

脂肪肝患者应摄入充足的高蛋白食物。因为高蛋白食物可提供胆碱、氨基酸等抗脂肪肝因子，这些抗脂肪肝因子可使脂肪变为脂蛋白，有利于将其顺利运出肝脏，防止脂肪堆积。所以，脂肪肝患者应多食用高蛋白食物，并控制脂肪的摄入量。

另外，脂肪肝患者在饮食中要选择低糖、低脂类食物，禁止食用果糖、糕点等含糖量高的食物，这样才能缓解病情，使脂肪肝患者不再为吃发愁。

脂肪肝对于患者来说，真正算是"病从口入"了。因此，调整脂肪肝患者的饮食习惯就成了很重要的事。

首先，少吃刺激性食物和含糖食物，忌油腻荤腥；每天坚持食用含高蛋白丰富食物，如燕麦、绿豆、鸡蛋等，摄入量在100克左右。其次，要补充适当的脂肪，每天摄入40~50克，如果用油需用植物油。最后，还要补充各种人体所需的维生素及一定量的糖类，最好从蔬菜水果中摄入。

另外，食物不应过分追求精细，而应粗细搭配食用。除了大米白面外，还应当适量搭配玉米、高粱、燕麦、黄豆等粗粮一起食用。这些粗粮中含有丰富的不可溶性纤维素，非常利于肝脏代谢。

❤ 预防脂肪肝的饮食细节

其一，少食多餐。在一项研究中发现，少吃多餐有效预防糖尿病、脂肪肝、高血脂和冠心病等疾病的发生。尤其是对于已经患上脂肪肝的患者来说，少食多餐、科学的饮食对控制病情十分有利。

脂肪肝患者可能会问，少食多餐不是对糖尿病患者的要求吗？脂肪肝主要是控制脂肪的摄入量，跟吃多少食物没有太大的关系。其实，这种想法是不对的，对于脂肪肝患者来说，少食多餐也是缓解病情的一种有效方法。

脂肪肝患者可以在进食三顿正餐前，先喝些汤、粥，这样一来，很容易产生饱腹感，会使主食的摄入量减少。进食2~3个小时后，脂肪肝患者自然而然就会感觉到饥饿，这个时候就可以适量加餐。久而久之，就能养成少食多餐的饮食习惯。

其二，不挑食。研究发现，营养不良其实也是导致脂肪肝形成的主要原因之一。据悉，目前因营养不良而引发脂肪肝的人数正在不断上升，因此，人们在日常饮食中一定要注意营养的合理摄入，不挑食，做到营养均衡。

当人体的营养摄入不能满足机体需要时，肝脏的蛋白质运转能力则会降低。与此同时，糖皮质类固醇分泌增多，使大量游离脂肪释放到血液中，当这些游离脂肪超过蛋白转运能力而沉积在肝脏时，就会引发营养不良性脂肪肝。

因此，人们在平时应注意合理饮食，尤其不能挑食。很多爱美的女士为了保持苗条的身材，经常这不吃、那不吃，甚至一整天都不吃任何东西，只是偶尔进食少许的水或水果，时间一长，就会导致营养不良，使肝脏受到损害，进而引发脂肪肝。

其三，吃饭八分饱，不仅可以抗衰老、延寿命，还可有效预防脂肪肝的形成。

经常吃饭过饱，会使消化系统及肝脏器官长期负荷过度，导致肝脏器官免疫功能下降，肝脏过早衰老。而且，无法消耗的热量还会转化为脂肪沉积在体内，使人肥胖，增加各种因肥胖而引发的慢性疾病的发生率，例如，肪肝、糖尿病等。

因此，肝病患者吃饭应吃八分饱。并且在日常饮食中，少吃含脂肪过高的食物，以避免造成体内营养过剩。另外，肝病患者应少食奶油、果酱等含油脂过高的食物，这些油脂类食物含有的热量很高，食用过多会导致人体热量过剩，增加肝脏负担，不利于病情控制。

其四，少吃夜宵。一日三餐、定时定量的摄取食物，对健康有好处。但是有些人习惯了不吃早餐，等到中午直接吃午餐，而晚餐后又因工作或者娱乐到半夜，如此一来，自然会养成吃宵夜的习惯。由于吃完宵夜后已是深夜，人们活动会相对减少，甚至没有活动。在此情况下，食物得不到充分消化，长此下去，脂肪会在体内大量堆积，进而形成脂肪肝。

综上所述，少吃宵夜对预防脂肪肝的形成有明显的好处。它可有效避免脂肪在肝脏内堆积，减轻肝脏不必要的负担，促使肝脏正常代谢，远离脂肪肝。

❤ 轻度脂肪肝患者饮食也需重视

很多人对于轻度脂肪肝并不重视，认为其就像感冒一样，不会对身体造成较大伤害，吃点药就会完全治愈，但很多时候就是因为轻度脂肪肝患者存在这种心态而使病情在不知不觉中加重。

其实，轻度脂肪肝是最佳的治疗时期，只要合理地控制饮食，积极配合医生的治疗，是能很快控制病情的，甚至在较短的时间内就可治愈。轻度脂肪肝患者应坚持高蛋白、低脂肪、低糖的饮食原则，并限制胆固醇和碳水化合物的摄入量。

患者可在日常饮食中多食用牛奶、鱼、虾等食物，促进肝细胞的复原和再生，从而达到养肝、护肝的目的。

❤ 老年脂肪肝患者更应注意饮食

老年人身体较弱，免疫力较差，一旦患上脂肪肝，治疗起来便很困难。所以老年脂肪肝患者更应注意饮食调养。

老年脂肪肝患者在平时要控制热量的摄入，以便消耗掉肝细胞内的脂肪。对于较肥胖的老年患者，还应该控制体重，饮食中应限制脂肪和碳水化合物的摄入量。不宜选用动物油，即使是使用植物油，也应该控制使用量，多吃含有不饱和脂肪酸的食物。

老年患者因肠胃消化功能较弱，所以应该多吃容易消化的食物，如富含纤维的绿叶蔬菜。少吃洋葱、辣椒等辛辣刺激性食物。

❤ 过量果糖易致脂肪肝

甜饮料中含有大量的果糖，而摄取过多的果糖则会给肝脏带来危害。饮料中的果糖在人体内的代谢过程不受磷酸果糖激酶的控制，会转化成更多合成脂肪所需要的甘油。当人体大量摄入果糖时，就会成为合成脂肪的原料，使脂肪在肝脏堆积。长此下去，肝脏负担就会加重，便很容易引起脂肪肝，对健康十分不利。

研究发现，果糖能降低人体内胰岛素的敏感度及处理脂肪的能力，同时使肝脏的脂肪产生过氧化反应，进而引发细胞衰亡、肝纤维化等病变。因此，平时应少喝饮料，多喝白开水，改掉经常喝甜味饮料的不良习惯。

果糖除会对肝脏造成一定危害外，还会使大脑中的负责学习和记忆的海马区域受到损害，使人变笨，所以学生也应该少喝含有果糖的甜饮料，以免影响学习成绩。

❤ 肝炎患者饮食要求

患了肝炎后，人们大都伴有恶心、厌食、厌油、食欲下降等症状，这时，在烹饪方面应该有什么样的改变呢？

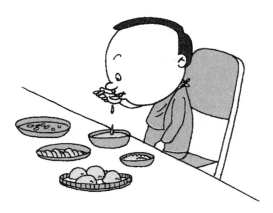

在为肝病患者烹制佳肴时，对肉类应采用急火快炒的方法，这样能有效保留其中的营养成分。炒蔬菜时，要先洗后切，同样用急火快炒最佳，可加入适量的肉汤和淀粉，蔬菜中的维生素C不致流失。做排骨汤等肉汤时应加入少许的醋，使钙、磷等营养元素被人体吸收。经过这样的熬制，汤中会有很多水溶性的维生素，经常食用对肝病患者的康复有很好的帮助。

❤ 肝炎患者营养过剩有害健康

科学合理的饮食习惯对慢性肝炎患者的康复有很大帮助，

但是如果营养过剩，也会造成肝功能不正常。如肝病患者摄入过多的高蛋白、高热量食物，会使体内脂肪堆积，长此以往，就会并发脂肪肝、高脂血症、糖尿病、高血压、冠心病等疾病，使原有的肝病病情加重，甚至恶化。

另外，很多肝病患者都知道，每日摄取适量的硒元素，可大大降低肝癌的发生率。因此，他们在日常饮食中常大量选择含硒的食品食用，但需要注意的是，这种营养摄入过多则会使人中毒，甚至增加患者肿瘤的发病率，对身体健康十分不利。

因此，对于慢性肝炎患者来说，日常饮食清淡可口、营养全面即可，可选择谷物、杂粮等作为主食，还可多食用豆类及其制品。

❤ 肝炎合并糖尿病患者该怎样饮食

对肝炎合并糖尿病的患者来说，平时的饮食要求除了应限制甜食和食物的数量外，还应注意食物的多样化，做到饮食均衡。

这类患者应远离红糖、白糖、葡萄糖、冰激凌、甜饮料等甜食，此外像土豆、洋葱、胡萝卜等含糖较高的食物也不宜吃。为了避免合并心血管疾病，患者还应减少食用动物脂肪及含油脂较多的食物。另外，肝炎合并糖尿病患者吃水果的时候应限量，并掌握好时间。一些病情较轻或对糖尿病控制得较好的患者，吃水果的时间在两餐之间为宜；而病情较重或对糖尿病控制得不好的患者，则不宜多吃水果。

肝炎合并糖尿病的患者宜多吃大豆及其制品，在饮食限量的范围内也应尽量选择大豆制品，减少食用肉类食品。还可以多吃些粗粮和蔬菜，因其含有较多的微量元素、维生素及膳食纤维，对改善人体的葡萄糖耐量、降低血脂有益。

❤ 肝硬化患者食用生、冷、硬食物会加重病情

对肝硬化患者来说，应避免吃生、冷、硬的食物，而且就餐时一定要细嚼慢咽。这是因为肝硬化晚期的患者大都伴有胃底静脉曲张的症状。在食用较为硬的食物时，在吞咽的过程中很容易将突出的静脉曲张血管划破，出现大量出血的危机情况。

肝硬化患者也不宜吃半生的食物，这是由于半生的食物不容易消化，肝硬化患者食用后，会加重肠胃消化负担，这是由于因此会导致肝病病情加重。

对于冷冻过的食品，肝硬化患者最好进行加温后再吃，以免刺激肠胃神经和血管，进而引起肝部供血变化。

❤ 老年肝硬化患者应如何饮食

老年肝硬化患者大都会出现食欲不振、乏力、恶心、厌油、肝区不适等症状，因此，老年肝硬化患者在饮食方面应做到如下要求：

首先，高热量膳食，每日总量不宜过低。老年肝硬化患者应多摄入高蛋白膳食，以便补充足够数量的优质蛋白质，这样有利于肝细胞的修复，对有低糖蛋白症和腹水的患者尤为适宜。其次，采用低脂肪、低纤维膳食。补充含维生素丰富的食物；有腹水者应限制食盐摄入；补充胆碱、氨基酸等物质；少吃多餐，可适量吃点心、零食等。最后，选择细软、易消化、

少刺激的食物。

值得注意的是，在每日膳食中应供应不同的含优质蛋白质的食物。适当选用易消化的单双糖类，以增加肝糖原储备。适时选择B族维生素食物，忌酒精和一切辛辣、刺激性食品，远离油炸食品，对于含纤维较多的食品也应尽量少吃。

❤ 产妇进补不能盲目

大多数孕妇在产后身体都很虚弱，故急需进行营养调理。但是，在保证营养摄入的同时，也要注意不能给肝脏带来负担。若一味大量进补，则会造成产妇营养过剩，从而引起体内脂肪堆积、肝脏脂肪代谢紊乱。因此，产妇产后应注意合理饮食，以避免脂肪肝的发生。

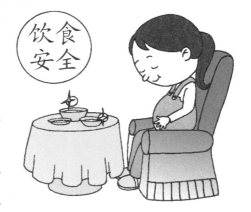

产妇肝脏内若脂肪含量过高，就会影响肝脏的代谢功能；若脂肪含量长期超标，就可能发展成脂肪型肝炎和肝纤维化，严重者可发展成脂肪性肝炎，甚至引发肝硬化。

产后预防脂肪肝，最重要的是合理进行饮食，做到营养均衡，同时，每天还要坚持进行体育锻炼，以增强体内脂肪消耗能力。

❤ 乙肝患者的饮食原则

在乙肝患者的日常饮食护理中，家人应根据其病情不断调整饮食结构。在治疗中，乙肝患者体内往往缺乏锌、锰、硒等微量元素，部分患者甚至还缺乏钙、磷、铁等元素，因此，宜多补充些富含这些营养元素的食物。当患者病情有所好转时，应逐步增加蛋白质的摄入量，以利于肝细胞的再生和修复。

另外，乙肝患者每天吃水果要适量，食用过多不但会加重肠胃负担，影响消化吸收，还会加重肝脏的负担，不利于肝病的恢复。在水果的选择上，乙肝患者可多吃苹果、葡萄等水果，而一些脾胃虚寒、肝气郁结者，不可选择香蕉等寒性水果。另外，由于水果表面含有大量的农药，因此，吃水果前一定要认真清洗。

❤ 复合维生素可以帮助肝细胞正常工作

医学专家表示，乙肝病毒携带者每天口服一片复合维生素可以帮助肝细胞正常工作。乙肝携带者虽然尚未有明显症状，但肝细胞中多多少少已经有些炎症或者病毒，所以肝细胞的消化能力和吸收能力都被影响，此时如果不及时补充维生素的话，就可能由于肝细胞的大负荷工作让炎症病毒变得更加活跃，导致病情发生恶化。而维生素在肝脏的各种代谢中起着非常重要的作用，它可以促进人体内酶细胞分泌，帮助肝细胞正常工作。

但是，蔬菜和水果中的维生素远不能够满足乙肝病毒携带者的需要，而且蔬菜和水果中的维生素吸收速度比较慢。因此，乙肝病毒携带者每天口服一片复合维生素片非常重要。

需要注意的是，在选择复合维生素时，不应只关注人体所需的主要维生素种类，还要注意其他微量元素，搭配合理才能够更容易被人体吸收。所以，乙肝病毒携带者不要想当然地自行配药，可以选择复合维生素B、维生素C和维生素E等组合。

♥ 乙肝患者买汤料有讲究

部分乙肝患者的迁延时间较长，加上治疗不规律，使身体受到的损害加重，出现肝肾阴虚、肝郁脾虚等现象。因此，乙肝患者在选购汤料时，要根据不同情况选择汤料煲汤。

若乙肝患者有肝区隐痛、上腹部闷胀、食欲下降等症状时，应采用可去湿解毒的护肝原料，如灵芝、猪瘦肉、淮山药、炒扁豆等。若乙肝患者有肝区疼痛、口苦口干、腹胀、倦怠乏力等症状时，应采用可清热解毒的护肝原料，如鲜马齿苋头及根、鲜车前草、鲜田基黄、夏枯草、鲜芽根等。

另外，对于有神疲乏力、面色滞暗、食欲差等症状的患者，宜选可疏肝、解郁、健脾的汤料煲汤饮用。若出现头晕目胀、耳鸣、失眠多梦、腰酸腿软等症状，宜选可安神、止痛的汤料煲汤饮用。

二、常见的护肝食物和饮品

　　生活中，有很多食物和饮品都是天然的养肝佳品，甚至可以帮助治疗肝病。本节为您列举了水果、蔬菜、乳类等各类保健佳品，让您越吃越健康。

❤ 增加肝脏康复能力——卵磷脂

　　医学研究发现，大豆中的精华物质——卵磷脂，具有强大的保健作用，它能有效地溶解机体多余的脂肪，不仅可以软化血管、降低血脂，还能活化细胞。因此，卵磷脂对脂肪肝的治疗有独特功效，是一种安全的保健食品。

　　肝胆是人体重要的代谢器官，其不仅可以分泌胆汁、合成血浆蛋白，还可以将过多的血浆转化成糖元、氨基酸转变成蛋白质加以储存，待机体需要时再释放到血浆中以供利用。肝脏还可参与药物的代谢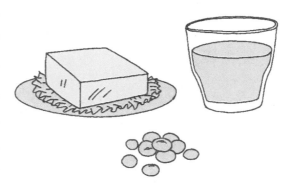和解毒。但是，要使肝脏正常的生理功能正常运转，则必须有足够的卵磷脂参与。若卵磷脂摄入量不足，肝脏功能就会出现异常症状，血液中的胆碱含量下降、谷丙转氨酶值升高。值得注意的是，对于很多中老年患者来说，如果不及时补充卵磷脂，还会出现肝脏脂肪沉积和肝细胞被破坏等现象。而卵磷脂摄入充足时，肝脏的康复能力就会增强，脂肪肝病情也会减轻。因此，肝病患者及时补充卵磷脂是很必要的。

❤ 促使肝细胞活化再生——大豆

大豆性平，味甘，具有清热解毒、健胃益气等功效。大豆中含有人体所必需的氨基酸、丰富的无机盐及卵磷脂等营养成分。而卵磷脂对肝脏具有很好的保护作用，使肝脏不受酒精的侵害，能降低酒精性肝硬化及酒精性脂肪肝的发病率。因此，大豆有一定的解酒作用，可促使肝细胞的活化再生，增强肝脏的康复能力。

另外，大豆中含有的可溶性纤维，既可护肝，又能降低胆固醇含量。大豆中含有一种抑制胰酶的物质，可降低胆固醇含量，对肝病并发糖尿病患者有很好的辅助治疗作用。可见，大豆是肝病患者食疗药膳中的佳品。

❤ 护肝食疗药膳——赤小豆

赤小豆性平，味酸甘，含有丰富的维生素E、钾、镁、硒、锌等营养元素，具有健脾利水、清热除湿、消肿解毒的功效，对水肿、黄疸、泄泻等有很好的作用。

赤小豆是食疗药膳的佳品。不仅可以增强利尿退黄疸的功效，而且对急性乙型肝炎出现的黄疸也有良好的治疗作用。

赤小豆色泽独特，口味诱人，有增强肝病患者胃肠道消化、吸收的功能，对增强患者的食欲有很好的效果。

♥ 清热护肝——绿豆

绿豆有清热解毒的功效，且味道清香，老少皆宜。绿豆中含有大量的蛋白质、磷脂均可兴奋神经。其中磷脂中的磷脂酰胆碱、磷脂酰乙醇胺、磷脂酰肌醇和磷脂酸等更有增进食欲的作用。其中丰富的胰蛋白酶抑制剂，不仅可以保护肝脏，还可起到保护肾脏的作用。

绿豆不但具有良好的食用价值，还具有非常好的药用价值，它能够清暑益气、止渴利尿，不仅能补充水分，而且还能及时补充无机盐，对维持水电解质平衡有着重要意义。绿豆甘草汤即有类似功效。

绿豆中的某些成分还有抗菌抑菌的作用，对于降血脂也有很好的疗效。绿豆对肝癌有一定的预防作用。绿豆中的丰富蛋白质可与人体内汞、砷、铅等化合物结合形成沉淀物，因此解毒效果好。

♥ 护肝开胃——玉米

玉米味甘性平，具有调中开胃、益肺宁心、清湿热、利肝胆、延缓衰老等功能，对预防脂肪肝有很好的功效。科学研究发现，玉米不仅含有丰富的蛋白质、脂肪、碳水化合物，还含有丰富的钙、卵磷脂、维生素、核黄素等营养元素，对于降低血清胆固醇效果显著。

玉米含有的不饱和脂肪酸可使胆固醇酯化，从而降低血中胆固醇和三酰甘油，对脂肪和胆固醇的代谢有很好的促进作用，还可预防脂肪肝，有很好的降血脂作用。玉米中含有的镁，可加强肠胃蠕动，能促进机体废物的排泄。而玉米须有利尿作用，对减肥有好处。玉米中所含的胡萝卜素，被人体吸收后可转化为维生素A，有防癌的作用。

另外，玉米中的天然维生素E还有促进细胞分裂、延缓衰老、降低血清胆固醇的功能，对减轻动脉硬化和脑功能衰退有显著作用。

❤ 修复受伤肝脏——鸡蛋

肝脏是合成人体所需蛋白质的加工厂，通常肝脏每天合成11～14g蛋白质。但是当肝脏纤维化以后，合成蛋白质的过程就会受到影响。这时，患者应该选择蛋白质含量较高的食物，以此来补充蛋白质的不足，维持肝脏的正常代谢，从而防止肝性脑病的发生。鸡蛋，无疑是最佳选择。

众所周知，鸡蛋由蛋清和蛋黄组成，蛋清中含有大量的蛋白质，以及一些核苷酸、钙、生物素、铁、磷等物质；而蛋黄主要由卵黄磷蛋白构成，另外还含有许多人体所需的营养元素，如维生素A、维生素D，铁、磷、硫矿物质。

因此，对于肝病患者，尤其肝纤维化患者应该多食用鸡蛋，利用鸡蛋中的优质蛋白质和丰富元素增加受损肝脏的自我修复能力。

但是，任何食物都应是适量食用，不管其营养价值多么高、营养种类多么丰富，过量食用都会引起负面作用，鸡蛋也是。如果肝纤维化患者摄入过量蛋白质就会造成机体内的蛋白质剩余，而代谢蛋白质也是肝脏的职能，这样就等于加重了肝脏负担，反而会使肝纤维化发展得更快。另外，如果人体内蛋白质含量过高，还会增加肾脏负担而诱发其他的并发症。

所以，医学专家特别提示，肝纤维化患者应该适量食用鸡蛋，以补充人体需要的大部分营养，但切忌过量。除此之外，肝纤维化患者还应当以治疗为主，及时关注自己的身体状况，因为如果发现较早又积极配合医生治疗的话，病情是可以得到控制甚至逆转的。所以，一旦发现患上肝纤维化一定要及时到正规医院进行治疗。

❤ 消炎粮食——荞麦面

荞麦性凉，味甘，能健胃、消积、止汗，它含有亚油酸、油酸等营养物质，其中芦丁有降低人体的血脂和胆固醇的作用。因此，荞麦是降血脂的佳品。

荞麦中的维生素可增强血管壁的弹性、韧度和致密性，因此，有保护血管的作用。荞麦面不但可以降血压、降血脂、降血糖，而且对胃肠道癌症、直肠癌、结肠癌等也有很好的疗效。对于肝病并发心脑血管疾病、胃肠道疾病及糖尿病的患者

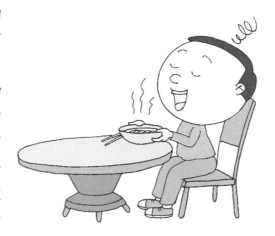

来说，荞麦面无疑是最适合的食物。同时，荞麦可杀菌消炎，有"消炎粮食"的美称。

值得注意的是，荞麦性凉，一次不宜多食，对于脾胃虚寒、消化功能不佳、经常腹泻、体质敏感者应禁食。

❤ 保肝补气——粳米

粳米，性平味甘，含有丰富的蛋白质、维生素、糖类、钙、铁等营养元素，具有补中气、保肝健脾等功效，对肝病患者体虚瘦弱、神疲乏力等症状，有很好的食疗作用。

肝病患者大多胃肠功能下降，吃不下东西。因此，应多吃些营养丰富、易消化的清淡食物，而粳米就是一个较好的选择。粳米不仅为肝病患者提供机体所需的热量，还为其提供肝脏康复所必须的营养物质。因此，粳米是受肝病患者欢迎的食疗佳品。

粳米的做法很多，可煮粥、蒸饭，也可以制成糕点等食用。在药膳制作中，粳米常与各种药物配伍煮粥供患者服用。

另外，在选购粳米时，要仔细观察其外观，选择大小均匀、坚实丰满、表面光滑完整的。买回来的粳米要存放在通风好、气温较低的地方。需要注意的是，霉变或受化学物品污染的粳米不能食用。

❤ 润肝防癌——薏苡仁

薏苡仁性凉，味甘淡，含有丰富的蛋白质、维生素、微量元素及三酰甘油等。具有健脾除湿、润肝利尿、防治肝癌等功效，是肝病患者不可缺少的食品，尤其对于有脾胃虚弱、食欲不佳、水肿气喘等症状的肝病患者更为适用。

多吃薏苡仁可调节机体的免疫功能，增强患者自身的抗病能力，防止肝细胞受损。

薏苡仁可抑制乙型肝炎病毒的复制，对于防止慢性乙型肝炎转为肝癌有很好的疗效。此外，薏苡仁对其他类型的肝病也有较好的食疗作用，是生活中防治肝癌的好食物。

❤ 强化肝血管弹力——核桃

核桃是人们经常吃的食物，它性平味苦，有活血祛瘀、润肠通便的效果。核桃中含有苦杏仁苷、挥发油、乳糖酶、维生素B_1等成分，能有效抗血细胞聚集、改善微循环、清除免疫复合物，对于肝脏血流不畅的症状有很好地改善作用，使细胞可得到充分的营养，对气滞血瘀型的各种肝病、肝硬化、肝癌等均有较好的疗效。因此生活中常吃核桃，可有助于肝病恢复。

肝病患者大都伴有门静脉高压的情况，往往会引起食管静脉曲张、胃内静脉曲张、食管下端静脉曲张等问题。若平时不注意饮食，则很容易导致静脉破裂、消化道出血，甚至诱发肝昏迷，严重者可致死亡。核桃含有亚油酸和亚麻酸及蛋白质、磷、钙和多种维生素，其中大量的不饱和脂肪酸能强化肝脏血管弹力和促进神经细胞的活力，可提高肝脏的生理功能。

医学研究发现，由于吃高脂肪食物会破坏动脉内壁，导致氧化氮的产生，而核桃中又含有一种减少肝脏血管壁硬化、让血管保持柔软的成分，即抗氧化剂和亚麻酸，所以饭后吃一些核桃可减少油腻食品对肝脏血管的危害，使身体健康。

同时经研究发现，用核桃及其提取物制成的注射剂，对治疗晚期肝硬化有很好的效果。而用核桃复方剂治疗肝癌，则可使患者症状明显改善。尤其对气滞血瘀型的患者，治疗效果更佳。但值得注意的是，服用核桃时应严格控制好量，以免带来危害。

❤ 护肝保肾——冬瓜

冬瓜性微寒，味甘淡，含有丰富的蛋白质、糖类、胡萝卜素及多种维生素、粗纤维。有清热解毒及治肺痈咳喘、肝硬化、腹水等功效。

冬瓜含钠量较低，是一种温和的利尿剂。经常食用冬瓜，既可以补充肝病患者的营养需求，还可对急性肝炎湿热内蕴型的患者起到清利湿热、消退黄疸的功效，还对肝硬化肝腹水的患者有一定的利尿消肿作用。

另外，冬瓜含钾量高，钠盐含量低，很适合伴有高血压、肾病的肝病患者服用，有很好的降血压、降血糖的功效。冬瓜能增加排尿量，对减少血清肌酐含量有很好的作用。因此，冬瓜也是保肾的最佳食品。

冬瓜熬汤效果更佳，可当茶饮，对急慢性肝炎的康复大有好处。值得注意的是，冬瓜性寒凉，脾胃虚寒易泄泻者慎用。

❤ 养肝去脂——番茄

番茄又名西红柿，既可以当作水果，又可以作为蔬菜食用。它营养丰富，酸甜可口，具有防癌抗癌、护心保肝等功效，具有很强的医疗保健价值。

番茄中含量最高的番茄红素是一种类胡萝卜素。番茄的颜色越深，其含量越高。番茄红素有很强的抗氧化作用，它能缩小肝癌肿瘤体积，延缓癌细胞扩散。番茄中含有大量的维生素C，可帮助肝脏解毒，增强身体的抵抗力。番茄中含有的果糖、葡萄糖和维生素，对肝病患者的心脏等器官也具有营养保健的功效。所以，常吃番茄不仅能美容减肥，还能保肝解毒。

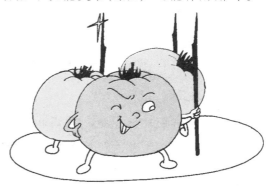

番茄对凉血平肝、补虚去脂有很好的效果。番茄鸡蛋汤是一款很好的食疗佳品，具有润肺养颜、去脂养肝的作用。番茄和豆腐、鱼一同做汤，可健胃消食、养阴润燥、去脂降压、补虚益气等。另外，以番茄为主的食疗配餐，对脂肪肝、慢性肝炎、糖尿病、高血压等疾病可起到预防的作用。

值得注意的是，未熟的番茄中含有大量的番茄碱，多食会发生食物中毒，出现恶心、呕吐、流涎以及全身疲软、乏力等症状，甚至可危害生命。番茄中含有大量的果胶和柿胶，这些物质可与胃酸发生化学反应，引起腹痛、呕吐等症状，所以，不应在空腹时食用番茄。番茄加热烹制时间不宜时间过长，以免破坏维生素含量，失去营养价值。

❤ 护肝排毒——笋

笋具有保肝护肝、预防肝癌的作用。因此，肝病患者应经常食笋。对肝脏最有好处的三种笋是：莴笋、竹笋和芦笋。

莴笋中含有丰富的维生素C、胡萝卜素、钙、钾等元素，具有增加食欲的功效。能很好地帮助肝病患者治疗食欲不振。对于肝硬化伴贫血的患者，可以帮助其恢复血小板数量，避免病情加重。竹笋中含有大量的纤维素，具有排毒通便的功效。它能帮助肝病患者正常代谢排毒。芦笋中含有精氨酸、胆碱、叶酸、肽酶芦丁等多种营养元素，具有减轻疲劳、抑制癌细胞生长的作用。

❤ 消灭癌细胞——胡萝卜

胡萝卜性平味甘，含有丰富的维生素、糖类、蛋白质、钙、铁等营养成分，具有健脾补中、安五脏等功效，可用于消化不良等症状。

胡萝卜中含有的山奈酚，对增加冠脉血流量、降低血压、促使肾上腺合成有很好的效果。经常食用胡萝卜可阻止致癌物质与细胞合成，能减少对人体免疫系统的损害。

胡萝卜素经人体吸收后，可转化成维生素A，这对控制上皮细胞分化、抑制肝癌性病变有很好的作用。另外，胡萝卜中较多的叶酸可提高人体巨噬细胞的吞噬能力，消灭癌细胞。

❤ 护肝降酶——苜蓿

苜蓿性平味苦，含有丰富的维生素和蛋白质，具有舒筋活络、清热利尿、利大小肠等作用，还可治疗湿热黄疸、夜盲症等症。

　　苜蓿中的维生素K，可促进肝脏合成凝血因子，从而提高受损肝细胞的修复能力。此外，维生素K还可延缓肾上腺皮质激素在肝脏的分解能力，具有降黄疸和降酶的作用，非常适合重型肝炎患者食用。苜蓿对防治流鼻血、吐血等出血症，效果最好。

　　苜蓿是清凉性的蔬菜，食之能消除内火。尤其在干燥的季节，用以佐膳，效果尤佳。

♥ 保肝健脾——山药

　　经实验发现，山药多糖对小鼠肝损伤有很好的保护作用，它可减轻因实验性肝损伤所导致的炎性反应，可降低血清活性，使肝细胞含量恢复正常。

　　山药性平味甘，含有胆碱、淀粉、氨基酸等营养元素。具有保肝健脾、固精益肾等作用，对于肝病并发糖尿病的患者有很好的食疗功效。山药不仅是补中益气的佳品，更是延年益寿的补品。经医学研究发现，山药能防止肝脏和肾脏中的结缔组织萎缩，对脾胃的消化吸收有很好的功效，是平补脾胃的药食两用佳品。对治疗慢性活动型乙肝，有提高免疫力、促进肝细胞再生的作用，对抑制乙型肝炎病毒复制也有很好的疗效。值得注意的是，山药有收涩的作用，因此，大便燥结者不宜食用。

♥ 抑制癌细胞增殖——地瓜

　　地瓜不仅味道甜美、营养丰富，还有助于人体消化，提供充足的热量，是非常好的保健食品。

地瓜中的黏液蛋白，能预防肝脏和肾脏的结缔组织萎缩，提高机体免疫力。地瓜中含有的矿物质，对维持和调节人体功能有十分重要的作用。地瓜还有消除活性氧的作用，而活性氧又是诱发肝癌的元凶，故地瓜对抑制癌细胞增殖有很好的作用。

另外，地瓜中含有的黏液蛋白还能保持肝病患者血管壁的弹性。地瓜中所含的钙和镁，对预防骨质疏松症效果很好。

♥ 护肝助消化——莴苣

莴苣性凉味苦，含有丰富的维生素C、钾、钠等营养元素，具有通经脉、利五脏、坚筋骨、利小便等功效，还能增强肝病患者的消化功能。

莴苣的茎叶中有一种白色的乳状液，它有阵痛后麻醉的功效。由于患有肝病的儿童和老年人抵抗力较差，感染风寒往往会腹痛，如果不喜欢吃药，可将莴苣捣烂

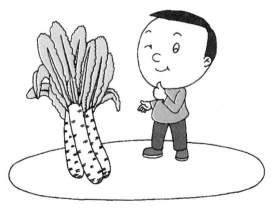

煮饮之，可止腹痛。另外，对于身体虚弱、齿缝间时常出血的肝病患者来说，均可食用莴苣以治疗和减少出血情况。莴苣中含有的维生素C，可预防和治疗肝病合并的坏血病。

莴苣含钾量高于含钠量，这一比例有利于维持肝病患者体内的水平衡。莴苣对高血压和心脏病有很好的医疗保健作用。

食用莴苣可增强肝病患者胃液和消化酶的分泌，增加胆汁分泌量，刺激消化道各器官的蠕动，减轻肝脏负担，以起到护肝的效果。

❤ 养肝健胃——野菜

春天是肝病的多发季节，容易导致肝火上升。因此，要多吃清淡食品，少吃或不吃油腻的食物。要多吃温热食物，少吃生冷、刺激性的食物。要多吃甜食，少吃酸食，最好是多吃点"苦"。

春天吃"苦"，可以清热解毒、活血化瘀、利肝健脾。这里所说的"苦"是指可以多食用一些野菜来养肝健胃。吃惯了大鱼大肉等油腻食物的人，如果吃上一些天然的野菜，不仅可以帮助肠胃消化，同时还可以帮助肝脏排毒。刺嫩芽、榆树钱、苣荬菜、蒲公英等都是常见的野菜，并且也是美味的佳肴。其中，蒲公英具有清肝热，治疗目赤肿痛、热毒症的作用。制作方法也很简单：将蒲公英择好洗净，放入锅中，加适量水用大火煮，煮开后，再小火慢熬十五分钟，捞出废叶即可饮用。

荠菜是一种常见的可食用蔬菜。荠菜中含有丰富的蛋白质、钙、维生素、胡萝卜素等营养元素。荠菜有很高的药用价值，具有提高免疫力、柔肝养胃的作用。因此，春天食用荠菜是养肝护肝最经济且有效的办法。

俗话说得好，"好吃不如饺子"。对于肝脏不好的人来说，可以选择包荠菜馅饺子食用。以便保证里面的食材营养均衡但又不流失。用荠菜包饺子需注意：荠菜里含有草酸对身体有一定损害，应该在做馅之前用热水焯一下。另外，凉拌荠菜也是一个不错的选择。食用之前焯一下，然后依个人口味放入调味料即可。

♥ 护肝易吸收——紫菜

紫菜是一种红藻类的海生植物。含有丰富的维生素和矿物质及胆碱、胡萝卜、硫胺素等多种营养成分。且味美可口，制成中药服用，可化痰软坚、清热利水、补肾养心、降低血压，有很高的药用价值。

紫菜中含有大量的牛磺酸，可降低对人体有害的胆固醇，有利于保护肝脏。紫菜的蛋白质含量高，且易消化吸收，对于预防人体衰老很有疗效，很适合老年人食用。紫菜含有的铁和维生素，是造血所必备的原料。紫菜不仅有抗癌作用，其美容效果也很显著。另外，紫菜对于有动脉硬化、脑血栓、晕眩、呼吸困难等症状的肝病患者尤为适用。

需要注意的是，使用紫菜前要用清水泡发，以便清除污染物。另外，紫菜性寒凉，胃肠消化功能不好、腹痛便溏者应少吃。

♥ 养肝降压——海带

海带性寒味咸，具有软坚散结、消炎平喘、去脂降压等功效。海带不但可用于宿食不消、小便不畅、咳喘等症状，还对高血压病有很好的治疗作用。

经医学研究发现，海带含有丰富的蛋白质、糖、纤维、钙、铁、胡萝卜素等营养成分，特别是含有的牛磺酸可以降低血清中的胆固醇，减少人体胆固醇的堆积，从而减小胆固醇对肝脏的损害。海带中的丰富膳食纤维，可促进肠胃蠕动，从而减轻肝脏的负担。海带中所含的蛋白质对肝硬化、肝功能衰弱等症状有很好的治疗效果。因此，常吃海带对肝病的预防有显著的效果。

肝病患者常食海带，则有利于身体的康复。海带中的褐藻钠盐有预防白血病的作用，海藻氨基酸对降压、止血有很好的作用。而海带所含的褐藻类物质可诱导癌细胞自杀，具有一定的抗癌作用。海带是一种碱性食品，经常食用还会增加人体对钙的吸收。

海带还含有丰富的岩藻多糖，可延缓胃排空和食物通过小肠的时间。减少人的饥饿感，从而达到减肥的目的。

海带不仅风味独特，食法繁多，可凉拌、荤炒，还可掺进油腻过多的食物中以减少脂肪在肝内积存。但值得注意的是，海带中含有一定量的砷，这种物质摄入量过多可引起慢性中毒。

❤ 保肝降脂——黑木耳

黑木耳性平味甘，含有丰富的糖、蛋白质、氨基酸、维生素和矿物质。具有补气益智、滋阴润燥、养胃润肠、补血活血等功效。适用于高血压病、慢性胃炎等患者食用。还具有一定的抗癌和治疗心血管疾病的功能。

黑木耳含有的卵磷脂具有增强免疫力、抗细胞老化的作用。黑木耳中的多糖有抗肝癌作用，对于肿瘤患者可起到辅助治疗的效果。黑木耳中含有的核酸物质可显著降低血中胆固醇的含量。经医学研究发现，黑木耳有抗血小板聚集、降低血凝的作用，对减少血液凝块、防止血栓形成有很好的效果。另外，黑木耳还具有保肝、降血脂、降血糖的功效。

♥ 缓解肝区疼痛——香菇

　　硒是人体所必须的微量元素，但人体内的硒很容易流失，因此，补硒很重要，最好的方法就是经常食用香菇。

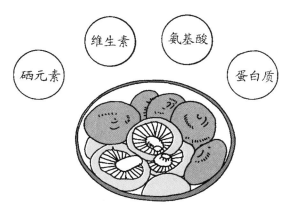

　　香菇中的硒元素最易被人体吸收，是肝病患者的最佳选择。

　　香菇含有丰富的蛋白质、多种氨基酸和维生素，多糖且低脂肪。具有解毒保肝、益气补虚等功能。香菇的多糖可促进T淋巴细胞的产生，提高其杀伤活性。香菇中含有的嘌呤、胆碱、酪氨酸、氧化酶及某些核酸物质，可降低血压、血脂，对预防动脉硬化、肝硬化等疾病有很好的功效。

　　香菇的水提取物对体内的过氧化氢有一定的消除作用，可延缓衰老。香菇菌盖含有双链结构的核糖核酸，这种物质会产生具有抗癌作用的干扰素，对防癌抗癌有很强的效果。另外，香菇还有消除疲乏、增进食欲、减轻腹胀、缓解肝区疼痛等作用，对转氨酶的高低有一定的调节作用。

　　因此，肝病患者经常食用香菇可以提高机体的免疫能力，降低谷丙转氨酶，防治病情进一步恶化。

❤ 清肝润肺——银耳

银耳中含有丰富的蛋白质、脂肪、矿物质、维生素D、膳食纤维、氨基酸等营养元素，被誉为"菌中之冠"。具有清肝养肺、补脾开胃的功效，对于肝病患者预防慢性支气管炎、肺源性心脏病也有一定功效。

银耳可以做成冰糖银耳汤、银耳大枣汤、银耳八宝粥等美味佳肴。银耳中所含的维生素D，能防止人体内钙的流失，可促进骨骼发育，帮助身体成长，从而有效地抑制肝病患者缺钙现象的发生。银耳中所含的微量元素硒和多糖物质，能有效地预防和抑制肝癌病症的发生，增强肝癌患者对化疗的忍耐力。银耳中富含的天然植物性胶质，具有清肝润肺、清除雀斑的功效。银耳中所含的膳食纤维可以帮助肠胃做运动，减少脂肪的吸收，在一定程度上还可预防脂肪肝的发生。

❤ 护肝解毒助免疫——凤梨

凤梨属亚热带水果，香气逼人，且含有丰富的维生素C、维生素E及钙、铁、蛋白质和纤维素，不仅可以当做水果食用，还可以做成菜肴食用。凤梨酸甜可口，对护肝解毒、健脾解渴、消肿去湿、利尿降血压很有疗效。

凤梨中的果糖、葡萄糖、柠檬酸、蛋白质等养分，对提升肝病患者的免疫力、降低血液中的胆固醇、减少血栓发生等很有帮助。另外，凤梨汁对于肝病患者常发的咽喉、肺等呼吸道疾病的预防也很有帮助，不仅可以止咳、化痰，还可以预防呼吸道的感染。对于易感冒、咳嗽或免疫力弱的人，多吃凤梨可以增强身体的免疫力。

选择凤梨时要注意，果形饱满硕大、颜色橙黄艳丽、有淡淡香味的凤梨最好。但是，凤梨性寒，肠胃状况不佳时最好少吃，以免对胃造成伤害。

♥ 护肝美容——木瓜

木瓜含有丰富的维生素C，能清除体内的氧自由基，增加肝细胞的抵抗力，促进肝细胞再生，从而使受损的肝脏得以修复。

慢性肝病患者，大多存在营养不良、氨基酸缺乏等情况，木瓜中含有的多种氨基酸，能够有效地满足肝病患者的营养需求。木瓜中的果酸对护肝降脂、抗炎抑菌很有效，其中果酸片更是一种常见的保肝药物。对于慢性肝病患者来说，常伴有食欲减退、饭后饱胀不适等症状，食用木瓜可有效改善这些症状，木瓜的乳液中含有蛋白酶，它能够有效地分解肉食中的蛋白质，促进人体消化吸收。

木瓜可有效阻止亚硝酸铵等致癌物的合成，从而起到防癌的作用。

♥ 治疗肝损伤——猕猴桃

猕猴桃果汁对肝损伤有明显的保护作用，它可以减少血液中汞的吸收，使肝功能得到改善，对肝脏损伤有很好的缓解作用。因此，猕猴桃对各种肝病都有很好的食疗作用。多食用猕猴桃还可阻止体内产生过多的过氧化物，预防各种并发症的出现。此外，猕猴桃果汁还可抑制因肝病而出现的皮肤黑素瘤等现象的发生。它的果实中含有的精氨酸可改善肝脏的血液流动，并阻止动脉血中血栓的形成。

值得注意的是，猕猴桃性寒，不宜多吃，否则易导致冷脾胃、易泄泻等症状的发生。另外，脾胃虚寒者，有习惯性流产、月经过多和有尿频情况的肝病患者也不宜多吃。

❤ 天然养肝良药——西瓜

西瓜属寒性，具有清热解暑、除烦止渴、利尿降压的作用，是天然的养肝良药。它富含大量的糖和丰富的维生素，具有清热利湿的功效。西瓜水分充盈，味美多汁，是很好的养肝护肝水果。经医学研究发现，西瓜汁和皮中含有丰富的无机盐类，有利尿作用。所含的蛋白酶有把不溶性蛋白质转化为可溶性蛋白质的作用。因此，肝炎患者应多吃西瓜，以便保护肝脏。

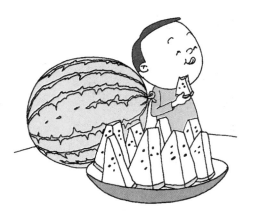

❤ 营养保健——蓝莓

蓝莓属于高维生素的果品，具有良好的营养保健作用。它有软化血管、增强人体免疫能力、降低肝癌发生率等功能，其营养价值比苹果、葡萄、橘子等更高。

蓝莓含有鞣酸、抗氧化成分及丰富的植物纤维，不仅营养价值高，对人体的健康也很有好处。蓝莓中含有优质蛋白，可有效帮助肝脏分解脂肪。另外，蓝莓还具有保护毛细血管及抗氧化的作用，不仅可以延缓脑神经衰老、增强记忆力、保护心脏，还可以保护和修复毛细血管、消除体内炎症，尤其对伴有尿路感染、慢性肾炎的肝病患者作用最为显著。

❤ 保肝抗癌——橘子

橘子中含有丰富的维生素C、类胡萝卜素、葡萄糖、柠檬酸等营养成分，具有开胃、润肺的功效。

研究发现，一天吃一个橘子，就能满足肝病患者每日所需的维生素C，这是因为橘子中所含的类胡萝卜素可以帮助肝脏清毒代谢，令其正常运作。因此，肝病患者吃橘子，不仅可以止渴、补充各种营养素，最重要的是可以有效地保肝养肝。

另外，橘子皮中含有的橘皮苷，这种物质可以帮助肝病患者降血压，使患者动脉粥样硬化发生逆转，做成橘子皮茶每日饮用，对身体更有益。鲜柑橘汁中所含的诺米灵，可以有效地分解致癌物质，抑制肝癌细胞的生长。

❤ 有效预防肝病——葡萄、苹果

经医学研究发现，葡萄、苹果等水果也有防癌作用。其中，葡萄皮含有花色素、类黄酮、植物多酚等高效抗肝癌物质，而从葡萄、苹果中又能提取出具有抗氧化、抑制肝癌肿瘤细胞增殖及促进新生血管形成的物质。因此，乙肝病毒携带者及有家族遗传病史的高危人群，经常食用葡萄、苹果等水果，可有效预防肝病的发生。

乙肝患者应每天吃些葡萄、苹果、橘子等水果，也可搭配西红柿、胡萝卜等蔬菜一起食用，效果更好。葡萄、苹果等水果在吃前需要浸泡，洗净后最好带皮食用，因为苹果皮中含有很多生物活性物质，如酚类物质、黄酮类物质及二十八烷醇等，这些活性物质可以抑制引起血压升高的血管紧张素转化酶的形成，有助于肝病患者预防心血管疾病、冠心病等慢性疾病，还可降低并发症的发病率。

❤ 预防脂肪肝——黑加仑

黑加仑是一种黑色的小浆果，可以生吃，也可以加工成果酱、酒、果汁、罐头等食品食用。黑加仑中含有丰富的维生素C、花青素、钙、镁等营养元素，具有抗衰老、抗肝癌，预防风湿、贫血、关节炎的功效。值得一提的是，黑加仑对于预防脂肪肝有神奇的效果。

经常食用新鲜的黑加仑果酱，可以有效地预防脂肪肝的形成。做法如下：首先，将新鲜的黑加仑洗净、去核后捣碎。然后，将捣碎的果肉与水在锅中煮开，成融合状后，加入适量的白糖，边煮边搅拌，直至成黏稠状。之后，再加入少许水进行加热，待溶解后，将其倒入果肉锅里，再进行小火熬制，直到锅内物质成糊状即可。此时，果酱已经做好，可放在通风阴凉处保存。肝病患者最好食用新鲜的果酱，吃多少制多少。

❤ 滋补肝肾——枸杞子

枸杞子性平味甘，具有滋补肝肾、益精明目的作用，可用于虚劳精亏、内热消渴、血虚萎黄等症状。

经医学研究发现，枸杞子能帮助肝病患者降血糖，抑制脂肪在肝细胞内沉积，促进肝细胞新生，降低血压，可调节机体免疫功能，能有效抑制肿瘤生长和细胞突变，对促进造血功能有很好的效果。

枸杞多糖还可减轻化疗毒副作用、提高患者生活质量、延长患者生存期限。枸杞多糖对肝损伤有修复作用，它可通过阻止内质网的损伤，促进蛋白质合成及解毒作用，恢复肝细胞的功能，并促进肝细胞的再生。对降酶、抗肝细胞变性坏死有良好的作用。

❤ 养肝益血——大枣

经医学研究发现，大枣性微温味甘，含有丰富的碳水化合物、蛋白质、氨基酸、亚油酸、葡萄糖、钾、铁、镁、钙等营养元素，有"活维生素丸"之称，具有养肝补脾、益血安神的功效，对肝病患者脾虚食少、乏力便溏等症状有很好的治疗作用。

大枣中含有丰富的维生素P，可治疗食欲不振、厌油腻等症状，对于肝细胞的修复、血凝因子的补充也有很好的作用。因此，肝炎患者适当吃些大枣，对疾病有很好的治疗作用。

对肝脾肿大的患者，可用加大枣的破血消积药品予以治疗，效果明显。

❤ 养肝和胃——蜂蜜泡蒜

　　大蒜属于辛辣刺激性食物，会刺激胃黏膜，吃多还会引起口干。而蜂蜜具有健脾、和胃、养阴的作用，所含的矿物质和糖分，能和大蒜的营养成分相结合。不仅能弥补大蒜伤阴的缺点，还能更好地保护胃黏膜，促进消化减轻肝脏负担。

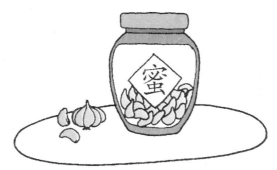

　　肝病患者在饮食中，可将大蒜和其他食物搭配食用，这样既改善了口感，也可提高大蒜的健康功效。

　　在制作蜂蜜泡蒜时，可先将大蒜放入淡盐水中浸泡，捞出后去除水分，然后再倒入蜂蜜。食用时，也可根据个人口味，在蜂蜜中加入适量的柠檬汁。另外，食用蜂蜜泡蒜最好是在晚饭后，因为人在睡眠的过程中营养成分会被有效吸收。但值得注意的是，吃大蒜要适量，过多会引起胃痛、腹泻等症状。

❤ 护肝安神——牡蛎

　　牡蛎性微寒味咸，含钙、锌等多种微量元素，具有平肝潜阳、软坚散结的功效，对眩晕耳鸣、烦躁不安等症状有很好的功效。

　　由于肝炎患者体内含锌量较低，而锌元素的缺乏又可使镁的活性降低、免疫功能低下，因而易患感染性疾病。牡蛎肉的含锌量极高，肝炎患者经常食用，可弥补微量元素锌不足的情况，对肝炎康复大有好处。

牡蛎对肝病患者心神不宁、失眠多梦等症状有很好的治疗作用。此外，牡蛎还可治疗肝病患者的胃痛反酸症状。因此，有脾胃虚寒、慢性腹泻的肝病患者不宜多吃牡蛎。

❤ 补中护肝——蜂蜜

蜂蜜性平味甘，含有丰富的糖类、蛋白质、无机盐、维生素等营养元素，具有补中护肝、润燥通便、杀菌解毒等功效，对于中气虚弱、肺燥咳嗽、胃痛等症状有很好的治疗效果。

蜂蜜还具有促进肝细胞再生的作用。可促进心脑和血管功能，保护肝脏，使肝细胞再生，抑制脂肪形成。肝病患者食用蜂蜜能迅速补充体力，消除疲劳，增强对疾病的抵抗力。经常食用蜂蜜，还能起到杀菌消毒的作用。另外，肝病患者在睡前服用少许蜂蜜，可起到治疗失眠作用。

蜂蜜中含有多种氨基酸、维生素及其他营养物质，但这些物质在高温下会遭到破坏，因此，食用蜂蜜不能用沸水冲服。

❤ 帮助乙肝患者康复的药膳

药膳对乙肝患者能起到很大的辅助治疗作用，下面我们介绍几种适合乙肝患者的药膳。

荸荠汤有清热利尿、治黄疸的作用。荸荠洗净剁碎，加适量水煮开即可，可做为茶经常饮用。红枣花生汤具有降低血清谷丙转氨酶的作用。取大枣、花生，加适量冰糖与水进行熬制。睡前服用，效果更佳。鲫鱼赤豆汤具有提高血浆白蛋白、消除水肿的作用。鲫鱼去除鱼鳞与内脏并洗净，加入赤豆、适量调料，之后加水进行熬制即可。坚持每天早晚饮用，效果更佳。

乙肝患者可依据自身情况选择不同的药膳疗法。当出现血清谷丙转氨酶升高的情况时，就需要食用带鱼女贞子汁、红枣花生等降酶的药膳；当出现低蛋白血症性水肿的情况时，就可以食用泥鳅豆腐汤、豆浆淮山汤等来增加血浆血蛋白的数量；当出现黄疸的情况时，则可以食用猕猴桃田基黄汁、甘薯汤等药膳。

❤ 养肝护肝——红糖水

红糖是没有经过深加工的粗糖，含有丰富的铁、维生素、矿物质等营养元素。红糖中硒元素的含量是最高的，它具有保护肝脏、杀伤癌细胞的功效。红糖中所含的铁元素具有补充人体能量的作用。因此，经常喝红糖水，可起到补血暖肝、解除疲劳的功效。

因此，红糖已经不再是女人的专属，男人也应该适量食糖。男人由于工作压力比较大，而且经常需要应酬，很容易导致身体过度劳累，从而伤及肝脏。因此睡前喝一杯红糖水，不仅可以舒缓疲劳、帮助恢复体力，而且可以补充身体所需的铁、硒等营养元素，从而达到养肝护脾的目的。但需要注意的是，红糖每天的摄入量不要超过20克，否则容易引起血糖升高。

❤ 护肝佳饮——牛奶

对于肝病患者来说，多喝牛奶的好处有很多。牛奶中含有大量的营养物质，可以补充体内所需要的蛋白质和维生素。

需要注意的是，喝牛奶的时候最好不要加糖，因为蔗糖会在体内分解成酸，它不仅会与牛奶中的碱性钙盐中和，使细菌发霉产气，导致腹胀，还会削减牛奶的营养价值。患者喝牛奶时可以搭配吃些苏打饼干，这样可以保证牛奶的营养最大限度地被人体吸收。

有的肝病患者喝牛奶会导致腹胀甚至腹泻症状的发生，这可能与饮食方法不当有关。患者在喝牛奶时最好采用咀嚼式饮用法或者小口小口地品尝法，这样可以使口腔中的唾液与牛奶均匀混合，更有助于牛奶营养的消化吸收，也避去了因大口喝牛奶使大量牛奶快速进入胃里引起的消化不良症状。

❤ 抗癌佳饮——酸奶

酸奶中含有大量的优质蛋白和多种营养成分，对肝癌患者有很好的作用。酸奶中含有的乳糖酶和酵母菌可将肠道内的腐败菌杀死，使肠道内因细菌分解蛋白质而产生的有害物质减少。另外，乳酸菌的大量繁殖生长，又可使肠道内呈酸性环境，有利于肝癌患者的病情康复。

酸奶经过发酵，大大减轻胃肠道的负担。经医学研究发现，多喝酸奶可减少人们患肝癌的概率。患者在饭后服用酸奶效果更好。

❤ 清热解毒——绿茶

众所周知，绿茶具有生津止渴、清热解毒、祛湿利尿、消食止泻和清新提神等功效，因此，肝病患者多饮绿茶好处多。

经医学研究发现，绿茶中含有的很多化学物质，对治疗放射性损伤、保护造血机制、增加白细胞数量有一定的功效。而黄疸性肝炎的患者，饮茶还能起到清热利尿的作用。

需要注意的是，肝病患者饮茶，应首选绿茶，其清热解毒效果最佳。

肝炎患者饮茶要注意适时、适量。早上喝的茶水浓度可较高，下午应稍稀释些浓度。一般晚餐前应暂停饮茶，以防茶水冲淡胃酸，妨碍胃对食物的消化。茶叶内含有的咖啡因，会导致人兴奋，所以睡觉前不宜饮茶，以免影响睡眠。

饮茶也不宜太浓，太浓反而对身体有害，失去了饮茶对人体有益的作用。乙肝患者饮茶，平均每天在1000毫升左右为宜。另外，保肝药不宜与茶水同服，以避免茶叶中的鞣酸与药物起化学反应。

很多肝病患者的口腔都有异味，而饭后用茶水漱口就能避免这个问题，而且茶叶中的氟对于预防龋齿也有很好的效果。

❤ 护肝降火——玫瑰花茶

玫瑰花性温，味甘微苦，具有疏肝理气、活血散淤和调经止痛的功效。此外，玫瑰花的药性非常温和，能够温养人的心肝血脉、舒发体内郁气，起到镇静、抗抑郁的功效。因此，常喝玫瑰花茶能改善抑郁、暴怒等不良情绪，使精神更加愉悦。

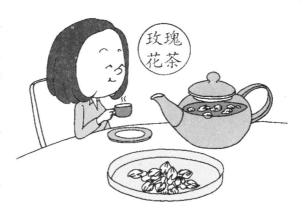

玫瑰花茶不仅可以降火气，还可调理血气、促进血液循环、养颜美容，并且还有消除疲劳、愈合伤口、保护肝脏胃肠的功能，长期饮用亦有助于促进新陈代谢。平时如果油腻食品吃得过多，超出了肝脏的代谢能力，就会加重对肝功能的损害。因此，可喝玫瑰花茶调养肝脏，防病治病。另外，玫瑰花可凉血、养颜，有改善皮肤干枯的作用。由于玫瑰花茶有一股浓烈的花香，因此对治疗口臭有很好的效果。玫瑰花茶还有助消化、消脂肪的功效，故饭后饮用效果最好。

❤ 解酒护肝——螺旋藻

频繁饮酒会对肝脏造成严重损害，导致急、慢性肝炎及肝硬化等症状。

频繁饮酒可以使肝脏的解毒功能丧失，而在肝脏受损时，蛋白质所含的氨基酸会随尿液大量流失，不利身体营养的吸收。另外，由于环境污染、化学药物对人体的入侵，再加之频繁饮酒，更会加重肝脏的解毒功能。

常饮酒的肝病患者，吃天然螺旋藻对肝脏能起到保护作用。螺旋藻所含有的植物性高蛋白，对肝脏患者尤为适宜。螺旋藻对肝病治疗效果很好，其中所含的高量的钾，对肝脏很有益处，它能使葡萄糖转化为肝糖储存，防止血糖过低，使人不易疲劳。饮酒前补充些螺旋藻，不仅有保肝护肝的作用，还有解酒的功效，使饮酒者不易大醉。

❤ 预防肝癌——咖啡

咖啡是世界上比较受欢迎的一种饮品，在希腊语中有"力量与热情"的意思。咖啡中含有丰富的蛋白质、糖、纤维、矿物质、脂肪等营养元素。

咖啡不仅具有提神、减肥、解酒等功效，而且具有预防肝癌的作用。因为咖啡中含有大量的抗氧化剂，能有效地抑制癌细胞的滋生，对肝脏起到保护作用。另一方面，咖啡中的咖啡因具有去除疲劳、兴奋神经的作用，但如果长期饮用，就会对其产生一种依赖作用。因此，饮用咖啡应适量。

❤ 肝病康复后喝酒不伤肝的小窍门

很多肝病患者康复后，出于工作应酬，不得不少量喝酒，这时，有没有能将喝酒对身体的危害降到最低的方法呢？生活中，是有一些这方面的实用技巧的。

首先，喝酒一定要把握量。正常情况下，男性每日摄入的纯酒精量不应超过20克，女性摄入量更应该少一些。其次，要选择低度酒。在同等量下，高度酒对肝脏的损伤要大于低度酒。白酒和黄酒温着喝对身体伤害会小些，因为在烫热过程中，甲醇、醛等有机化合物，会随着温度升高而发挥掉，使酒精浓度有所降低，从而减轻对肝脏的伤害。最后，饮酒过程中要多喝水。经医学研究发现，解酒药对缓解酒后不适有一定的作用，但与此同时也会对肝肝造成损伤。所以，在喝酒时，最好多喝白开水。喝杯西瓜汁效果更好，它可以加速酒精从尿液中排出，减少肝脏负担。

♥ 酒后护肝——热汤面

经医学研究发现，酒后不吃东西对身体危害更大。酒中大量的乙醇进入胃肠道后，对胃黏膜组织会产生刺激作用，使人产生烧心的感觉，严重时可引发急性胃炎，更对肝脏有很大的伤害。

很多肝病病情较轻的人如轻度脂肪肝患者，在喝完酒后会感觉身体不太舒服，这时，及时补充足量的含碳水化合物的食物，可有效避免酒精性脂肪肝的发生，抵制酒精对肝脏的损害。

因此，酒后护肝尤为重要。最好的方法就是吃一碗热气腾腾的汤面，热汤面中含有丰富的钠离子盐，它能立刻中和酒精，稀释胃里的酒精浓度，减少酒精对胃黏膜的刺激，抵制酒精对肝脏的伤害。在吃热汤面的时候，也可以加少许的醋，使醋中的有机酸和酒精反应，从而起到解酒的效果。同时，多吃些蔬菜水果，多补充些维生素、微量元素等营养物质，也能起到解酒的作用。

三、这些食物和饮品很伤肝

> 有能够养肝的食物和饮食，自然就存在伤肝的食物，如深受欢迎的快餐、被误以为"吃肝补肝"的动物肝脏等，本节为您一一列出。

❤ 伤肝的元凶——黄曲霉毒素

众所周知，我们平时吃的大米一般为白色，但是大米放久了就会渐渐变黄，俗称黄大米。医学研究发现，大米在存储的过程中，由于水分含量高，在酶的作用下会产生热，促使霉菌繁殖，导致大米呈现出黄色。黄大米中的霉菌可以产生很多毒素，其中就有黄曲霉毒素，而这正是诱发肝癌的主要元凶之一。

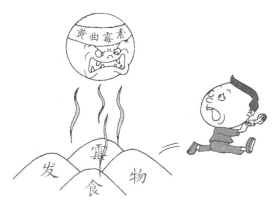

据专家介绍，近几年来，因吃含有黄曲霉素的食物而引发肝癌的人很多。尤其值得注意的是，黄曲霉毒素不仅存在于大米中，在我们经常食用的其他食物中也会存在。所以，平时一定要注意所食用的食物是否存在"发霉"

的现象。储存食物一定要注意通风，以防止食物变质。

生活中偶尔食用一次少量的黄曲霉毒素对身体的危害不大，但多次食用就会诱发肝癌。专家指出，黄曲霉毒素是目前发现的最强的生物致癌物，如果半年内经常食用含有黄曲霉毒素的食物，就会导致肝癌的发生。

♥ 增加肝脏负担——快餐

研究发现，经常吃快餐会使体内堆积过多的脂肪，从而给肝脏带来潜在的损害。由于快餐都是高脂肪高热量的食物，而肝是消化的脏器，故多吃会加重肝脏的负担。患者往往会出现发热、怕冷、疲乏无力、不思饮食等症状。

经常吃高热量的快餐类食品，会给肝脏带来损害。快餐大多含有高脂肪、高热量，而维生素含量却较低；加之油炸、煎、烤的烹饪方式，使各种营养素比例严重失衡。

另外，快餐中的低食物纤维和高脂肪、高糖类食物是诱发肝病患者出现心血管疾病的一个重要原因。而且快餐中的肉类，大多是生产出来的速生鸡、速生鸭，这些动物中的肉含有过量的激素和添加剂，食之对健康不利。

♥ 危害肝脏——泡菜

泡菜虽然味道鲜美，但经常食用则会对肝脏造成损害。

泡菜中含有较多的亚硝酸盐，肝病患者食用后，会使肝功能受损，有害健康。这是由于泡菜在制作过程中加入了大量的盐，这些盐会转变成硝酸盐，而硝酸盐在一些细胞的作用还原成亚硝酸盐，亚硝酸盐进入体内后，又可在组织代谢作用下生成亚硝胺，亚硝酸铵对人体有害，更有致癌的作用。

❤ 加重肝脏代谢——腊肉

腊肉在制作过程中很可能受到细菌污染，而且因为防腐等工艺需要，会人为地加入亚硝酸盐作为食品添加剂，因此，人体食用后会加重肝脏的代谢及解毒功能，易造成转氨酶和胆红霉素的升高，加速病情的进展。

腊肉含盐成分较高。因此肝病患者要少食腊肉，以便限制食盐摄入量。有些患者不把干海货列入腌制食品的范围中，而常常食用干海带、干鱼等海鲜类食物，这种做法是错误的。其实这类食品也属于腌制食品的范畴，它们会刺激胃肠道黏膜、造成消化不良等症状，所以，肝病患者也应少食。

❤ 伤肝易上火——羊肉

羊肉含有蛋白质、脂肪、维生素、钙、磷、铁等多种营养成分，且味甘性温，可益气补虚，补血助阳，能促进血液循环，增强御寒能力。

羊肉具有温补作用，在冬天食用最佳，但是常吃容易上火。尤其值得注意的是，肝炎患者要忌吃羊肉。由于羊肉甘温大热，过多食用会使病情加重。另外，对于肝病患者来说，羊肉中的蛋白质和脂肪大量摄入人体后，会影响肝脏的代谢功能，从而加重肝脏负担，导致发病。因此，肝炎患者以不吃羊肉为好。

即使是轻度脂肪肝患者，也要尽量不食用羊肉，但偶尔食用时，还要注意羊肉不宜与醋同食。此外，吃羊肉后不宜马上喝茶，茶叶中的鞣酸会和羊肉中的蛋白质结合形成鞣酸蛋白质，减弱肠的蠕动，不利肝脏解毒，还会导致便秘。

❤ 易伤眼和肝——冬季吃辣椒

冬天天气寒冷，人们往往食用含辣的食物抵御严寒。但是冬天如果食用过多辣性食物，则会造成眼睛和肝脏的伤害。首先，食用过多的辣性食物会刺激眼睛，导致一些眼部疾病的发生。而眼睛又与肝脏密切相关。中医里就有"肝藏血，开窍于目"的观点。另外，食用过多的辣性食物，不利于肝脏代谢，从而增加肝脏的负担。

因此，应少吃或不吃辣性食物，以免造成身体各方面的不适。

❤ 破坏肝脏功能——地沟油

地沟油泛指人们日常生活中产生的各类劣质油，包括下水道收集油腻物质加工的油，劣质猪肉、猪下水等提炼的油及经过多次使用被再利用的油。这些地沟油含有大量的重金属等有毒物质，一旦进入人体，很难被排出，会对人的肝脏等器官产生长期的破坏作用。有的

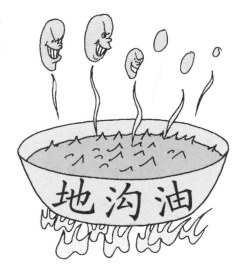

人认为多吃蔬菜对身体有利，就能将有害物质从体内排出，这种观点是错误的。如果出现地沟油中毒，就必须立即送往医院救治。

❤ 肝病患者应适量食用——葵花籽

葵花籽中含有丰富的钾、钙、磷、铁等营养元素，而其中的亚油酸可以预防高血压、动脉硬化等心脑血管疾病。但是，对于肝炎、肝硬化的患者，应少吃葵花籽。葵花籽热量较高，不宜多吃，肥胖者尤应注意。过多食用葵花籽则会消耗体内的胆碱，从而影响肝细胞的正常生理功能。

葵花籽中含有很多油脂，且大都是不饱和脂肪酸，如亚油酸等。如果食用过量，可使体内与脂肪代谢密切相关的胆碱大量消耗，使脂肪因代谢障碍而在肝内堆积，从而影响肝细胞的功能，造成结缔组织增生，严重的还可形成肝硬变。因此，患肝病者不宜多吃葵花籽。

❤ 肝病患者不宜过量——动物肝脏

动物肝脏含有丰富的磷、钙、锌等，所以"吃肝补肝"有一定的道理。

但是也不能一概而论，当肝功能严重受损时，食用过多的动物蛋白及脂肪会加重肝脏的负担。所以肝病患者最好不要以进食动物肝脏的方式来补肝。因为，肝脏是人体和动物最大的解毒器官，动物肝脏内所有的毒素，大多未经严格处理而暗藏在肝脏中。由于肝病患者本身肝功能受损严重，难以及时分解掉这些动物肝脏中的毒素，致使肝脏的负担加重，影响肝病的康复。因此，肝病患者日常饮食应以少吃动物肝脏为佳。

肝病患者的饮食要以高蛋白质和充足热量为主，但是也要根据患者病情进行适当调整，如在病情较重期，就不宜采用高蛋白饮食。

❤ 肝病患者应远离——毛蚶

毛蚶的味道鲜美，但不宜生食，否则，易感染甲型肝炎。

毛蚶的生物特征导致毛蚶能传播甲型肝炎，它每天过滤40升左右的水，将甲肝病毒浓缩并贮存于鳃中。烹调时，大多将它在开水里飞一下，使其外壳张开，但由于此时毛蚶内脏温度低于七十度，因此，也不能使病毒灭活。

毛蚶的主要产地，由于海域受粪便、污水等污染较严重，致使受甲肝病毒严重污染的毛蚶未经严格处理而被食用，因此极易引起甲型肝炎。

❤ 加重肝炎患者病情——大闸蟹

对于肝炎患者来说，吃大闸蟹不仅会引发腹泻，还可能使病情加重，甚至危害患者生命。

还有些人不重视食物之间的搭配禁忌，在吃完大闸蟹的时候，接着喝茶、吃柿子等，这样做会引发腹痛、呕吐等症状。

螃蟹中含有的丰富蛋白质会加重肝脏的负担，严重时会使病情恶化，甚至诱发肝昏迷。对于心血管患者来说，则可引起胆固醇增高，从而使病情加重，故应尽量少吃。有伤风感冒及胆囊炎、胆石症等患者也要注意远离大闸蟹，另外，孕妇、老人、小孩也应远离大闸蟹，孕妇食之甚至会造成流产，而老人、小孩多吃则会造成消化不良。

❤ 肝炎患者慎食——生姜

生姜中含有挥发性姜油酮和姜油酚，具有活血、驱寒、除湿、发汗等功能，此外，还有止呕、驱腥臭、消水肿的作用。

腐烂的生姜中含有毒物质黄樟素，人体食入后会引起肝细胞中毒病变。尤其是肝病患者食入后，对肝脏损害更大，所以腐烂的生姜不能食用。

另外，生姜对人体的刺激也很大，可造成口干、喉痛、便秘的症状，排泄时对肾脏也有刺激。姜辣素还能使肝炎患者的肝细胞发生变性、坏死及间质组织增生，使肝功能失常，同时也能引起食道癌和因肝细胞损害而引起黄疸，所以食用生姜不可过多。

❤ 易致肝吸虫病——生食

肝吸虫病就是肝脏内存在寄生虫，一般都是由于食用了生的或是没有熟透的淡水水产品所致。主要症状表现为腹痛、腹泻、消化不良、肝区疼痛、肝肿大等，严重者还可能出现腹水情况。

南方的一些河流鱼塘众多，盛产水产品，是肝吸虫病的多发区域。易感染肝吸虫病的人大多喜欢吃生鱼虾。殊不知，生吃鱼虾会使寄生虫侵入体内，从而导致疾病的发生。因此，要养成良好的饮食习惯，改掉吃生鱼虾的习惯；要注意个人卫生，饭前便后要洗手，勤换衣，勤洗澡；喜欢吃生鱼虾的人，应经常去医院检查，以防寄生虫侵入体内。

♥ 肝硬化患者不宜食用——鱼

鱼肉含有丰富的蛋白质，且脂肪少，很适合患有心血管疾病的患者食用。

肝硬化患者由于机体难以产生凝血因子，故血小板偏低，易引起出血症状，此时，若食用鱼肉，则会使病情急剧恶化，危害健康。结核伴肝病患者在服用异烟肼时如果食用鱼肉则会发生过敏、恶心、眼结膜充血等症状，严重者还会出现心悸、皮疹、腹泻、腹痛、血压升高等症状，甚至发生高血压危象和脑出血等重大疾病。

肝病并发痛风的患者也不宜吃鱼。鱼中含有嘌呤类物质，而痛风病是由于人体内的嘌呤代谢发生紊乱而引起的。患者血液中的尿酸含量过高，可使人的关节、结缔组织和肾脏等部位致病，因此，患痛风症的人吃鱼肉则会加重病情。出血性疾病患者不宜吃鱼肉。鱼肉中含有的碳五烯酸，可抑制血小板凝集，加重出血性疾病患者的出血症状。因此，对于血小板减少、维生素K缺乏等出血性疾病的患者来说尤其不应吃鱼。

♥ 不利乙肝患者恢复——大蒜

大蒜具有杀菌的作用，而且营养丰富，但是，也并不是没有坏处，肝病患者吃大蒜应当注意它给身体带来的不利影响。

大蒜具有很强的抗菌消炎作用，其抗菌作用居首位。大蒜还具有抑制肿瘤细胞和癌细胞生长的作用。吃大蒜可以排毒，能有效地抑制和杀死引起胃肠道疾病的幽门螺杆菌和病毒，可清除肠道内的有害物质。大蒜中的硒

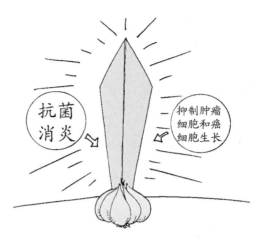

可参与血液的有氧代谢，减轻肝脏负担，起到保肝的作用。大蒜可杀死糖尿病易感染菌，可帮助肝病患者防止并发糖尿病的发生。对于心血管疾病也有防治的作用。大蒜中含有的辣素成分可有效地杀死病原菌和寄生虫，因此，吃大蒜可以预防感冒。

凡事有利有弊，吃大蒜也有坏处。大蒜中的某些成分对人体肠道有刺激作用，可抑制消化液的分泌。食用后会使原有恶心、腹胀的乙肝患者症状加重。另外，大蒜中的挥发性成分会减少红细胞和血红蛋白，不利于乙肝患者的恢复。

❤ 肝病患者的禁饮品——果汁

提起纯天然果汁，很多人都会联想到"天然保健"这个词。而电视广告等媒体也经常宣传这种绿色饮品的绿色健康作用。的确，果汁里含有丰富的维生素、矿物质等营养元素，但是，纯天然果汁是含糖浓度比较高的一种饮品，经常饮用则很容易使大量果糖转化成脂肪，在肝脏内堆积，从而对肝脏造成

负担。因此，对于肝病患者来说，要少喝甚至不喝这些纯天然果汁，如果想补充营养，可以吃适量水果代替。

♥ 肝病患者的天敌——酒

人们饮酒后，其中约90%的酒精需要通过肝脏进行代谢。对于正常人来说，如果只是少量饮酒，这些代谢不会对肝脏造成损害；但是对肝病患者来说，这一丁点儿的酒精分解都会让其肝脏的负担成倍增加，而长期饮酒过量，更会引起一系列的肝脏代谢疾病，例如高尿酸血症、酸中毒、脂肪肝等。

研究发现，酒精能直接影响肝细胞，并引发酒精性肝炎。肝病患者即使只喝一次酒，也会使体内出现黄疸、腹水、肝功能异常等现象，使病情加重。而且肝病患者若体内经常有酒精存在，还会造成酒精中毒，使人体细胞免疫功能降低，从而影响肝脏清除病毒的能力，逐渐导致肝硬化。

有人说，啤酒中酒精的含量比白酒低，是不是可以多喝点？答案是不可以。而对于急性肝炎、脂肪肝、肝硬化并伴有糖尿病的肝炎患者，更是绝对不能喝酒。

♥ 易致脂肪肝——啤酒

啤酒中含有人体所需的多种营养元素，而且大部分都能被人体吸收。但是，长期大量饮酒会造成体内脂肪堆积，导致脂肪肝、肝硬化等多种疾病。

大部分酒精都是通过肝脏代谢的。虽然啤酒的酒精度数很低，但是经常饮用啤酒，仍然会对肝脏造成不良影响。肝脏长期受到酒精侵蚀，很容易转化为脂肪肝，甚至肝硬化和肝癌，影响人体健康。而酒精往往在损害肝功能的同时，还会使心脏的血循环量增多致使肝脏进一步纤维化，进而影响肝脏的正常代谢功能，加重脂肪肝的形成。

　　肝病患者平时一定要戒酒，再多做运动、合理饮食、少吃多餐，保证营养的吸收及充足的维生素摄入量。肝病患者也要多吃含纤维素较多的食物，吃洗净的水果、蔬菜，同时补充充足的水分。注意休息，做到劳逸结合。

第五篇

运动，护肝之道

　　许多人因担心肝病加重或者复发，因而选择长期卧床。殊不知，这样反而不利于新陈代谢。专家指出，适当运动可以增强机体免疫力、促进肝细胞修复和再生，还能够让运动者精神振奋，这些都可以帮助维持肝脏健康、治疗肝病。所以本章为您全面讲述运动过程中应注意的细节，还专门为您推荐了一些简便易行的保肝操。

就 这 么 容 易

一、护肝，从基础做起

> 治疗肝病最好的方法就是动静结合，以不疲劳为原则，根据自身情况选择适合的运动方式。本节将教您一些基础的运动方法，帮您安全健肝。

❤ 散步可以预防肝病

散步是一种最轻松的有氧运动，经常散步能增强机体各脏器的新陈代谢功能，改善微血管循环，增强血管弹性，减少脂肪堆积，能预防各种慢性疾病的发生及发展。例如脂肪肝的主要形成原因就是脂肪堆积。一旦脂肪肝控制不好，便会导致肝硬化，使病情进一步发展。而肝炎患者最容易合并脂肪肝。如果只利用简单的散步就能达到防病治病的目的，何乐而不为？

散步也是讲究方法和技巧的，只有掌

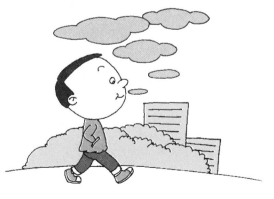

握最科学的散步方法才能达到防治疾病的效果。首先，在散步的时候应该将双臂自然垂放于身体两侧，迈步时抬头挺胸，眼

视前方，随着双脚的迈动，双臂轻松自然地前后摆动。每天散步20~30分钟即可。

很多人以为，早起散步比较好，那时候空气清新，人也有精神。其实不然，傍晚或临睡前，其实才是散步的最佳时机。因为在傍晚，人的肢体反应度及动作的协调性都处于最佳状态，这个时候散步，既有益于身体健康，也有益于睡眠。

❤ 女性患者控制体重治肝病

在一项研究报告中我们发现，女性肝病患者容易发胖，易引起脂肪肝。而患病前体重正常的女性患者，比患病前体重就较轻或较重的女性患者更容易在体内囤积脂肪，使身体逐渐变胖。

这主要是因为女性患者在得知患上肝病后，比男性患者更容易走极端，她们不觉得运动有治疗肝病的作用，反而大量补充营养，吃好的，喝好的，想运用食补的方法达到治病目的。这样做只会使体内脂肪过剩，使大量脂肪堆积，最后导致体重增加，病情加重，甚至引发脂肪肝。

由此可见，控制体重对于女性肝病患者来说更为重要。但也不能为了过于强求苗条的身材，超负荷运动，造成体重过低，这样也不利于肝病的治疗。

❤ 脂肪肝患者运动指导

对于营养过剩型脂肪肝患者，适量的运动会起到治疗脂肪肝的作用。脂肪肝的成因多种多样，但大多数还是因为营养过剩而导致，这类患者只要通过体育运动，消耗身体中多余的脂肪，就能有效控制脂肪肝的病情。

在运动之前，脂肪肝患者首先应选好适合自己的运动项目。而有些运动项目过于激烈，并不适合患者参与，如踢足球、马拉松等。而散步、游泳这样的有氧运动才是脂肪肝患者应选择的最佳运动方式。

现在，上班族易患上脂肪肝，每天奔波于公司和家庭之间，已经使他们劳累不堪，觉得自己根本抽不出时间进行体育锻炼。更不用说达到运动治疗疾病的效果。脂肪肝患者的运动应该定时定量，每天至少活动20~30分钟为宜。

有些脂肪肝患者认为，既然脂肪肝的形成是因为大量脂肪堆积在体内，那只要把这些脂肪消耗掉，脂肪肝不就可以不治而愈了！于是，这些患者选择通过大量的剧烈运动，希望在短时间内消耗掉肝内堆积的大量脂肪。

这样做，虽然理论上听起来十分有道理，但事实并非如此。脂肪消耗过快，也会使身体受到损害，伤及肝脏，造成不良后果，严重时还会导致肝功能衰竭，加重病情。这是因为脂肪肝的形成原因并非都是营养过剩，有时营养不良、肝炎、酗酒也都会引发脂肪肝。这类患者进行适量的运动会有强肝健体的好处，但如果进行剧烈运动，则会起到反作用，只会加重病情。另外，如果是因为营养不良引起的脂肪肝，需要做的只是有计划地补充身体养分，而大量运动只会使身体营养流失更快，增加治疗脂肪肝的难度。

❤ 如何避免运动损伤

导致运动伤害的主要原因是运动过于激烈、运动量大且在运动前没有进行充分的热身运动。所以，想要避免运动损害，应注意以下几点。

首先就是在运动前进行充分的热身运动。在进行运动前，先慢走几分钟，如果是进行慢跑运动，应该再做些压腿运动，拉伸腿部肌肉，这样在跑步过程中就会减少对肌腱韧带的损伤。运动前要做热身运动，运动后，肝病患者也应注意，不能马上停止运动，要继续慢走几分钟，使身体有个缓冲的过程。

另外就是运动项目及运动量，也就是说，运动要有计划，要有度。有些人太急于求成，每天都进行高强度且长时间的运动，这样做只能使身体受到损害。如果患者在运动中关节及脚踝、脚跟处出现疼痛感，一定要立刻停止运动，哪怕只是轻微的疼痛，也不应勉强运动。短暂的休息后如果疼痛感持续不减，应马上前往医院诊治。

❤ 常见的运动损伤

运动能使肝病患者身体强健，但如果运动不当，则会损害患者的身体健康。平时不经常锻炼而突然进行过量运动的人都会有这样的感觉：腿酸脚疼，浑身上下肿胀酸痛。其实这正是由于在运动中受到伤害所造成的。运动中受到损伤，轻则会使患者感到浑身酸痛，重则还会危及生命。

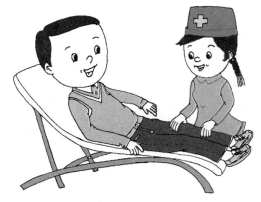

运动中受到的损害，一种是意外伤害，另一种是慢性劳损伤。意外伤害主要是在运动中，受到碰撞、扭伤等。而慢性劳损伤则是由于关节部位使用频率过高造成的慢性疾病，治疗起来十分困难。慢性劳损伤与肝病患者选择的运动项目有直接关系，经常做剧烈运动的患者最易患上慢性劳损伤，使关节逐渐老化，对身体健康十分不利。

跟腱断裂。跟腱是人体最粗大的肌腱，主要具有维持踝关节平衡及支持人们跑跳、行走等功能。当运动量及强度超过了跟腱所能承受的能力，就会使跟腱部位发生劳损伤，使肌腱硬度增加，弹性降低。当下次运动用力过猛或过大时，已经有损伤的跟腱就会发生断裂。

关节扭伤。这里所指的关节扭伤，主要是指踝关节和膝关节。踝关节损伤又称"足球踝"或踝关节撞击症，主要是在踢足球或打篮球的过程中踝关节因承受的压力过大，而造成的慢性劳损伤。踝关节很容易反复扭伤，如果扭伤次数过多，则可能是踝关节外侧副韧带发生了撕裂或断裂。所以，一旦踝关节发生扭伤，一定要积极治疗，并避免再次扭伤。

膝关节损伤。运动中的碰撞也很容易导致膝关节受伤，造成膝关节韧带撕裂，使人体活动受限。另外，女性经常穿高跟鞋，也会使膝关节的负担加重，提高膝关节受伤的概率。

❤ 预防肌肉酸痛的小诀窍

刚开始进行体育锻炼时肝病患者可能会有这样的感受，每次运动完之后没有什么不适的感觉，可是第二天浑身上下又酸又痛，严重的时候甚至都不能移动。这是因为患者一直缺乏体育锻炼，使全身肌肉过于僵硬，而初锻炼时肌肉拉伸不当所造成的。其实，肝病患者只要在运动前及运动后使用一些小窍门，就能有效缓解这些症状。

首先，肝病患者在运动前可以进食一些含蛋白质丰富的食物，比如牛奶中含有大量的蛋白质，肝病患者可以在运动前先喝一小杯牛奶。蛋白质能有效减轻肌肉酸痛度，使患者减少痛苦。另外肝病患者还需要注意的是，不管是早起运动还是晚上运动，都不能空腹进行。

肝病患者在运动结束后也不能大意，要继续做些低强度运动，或是对双腿、双手进行敲打，这样也可以有效减轻肌肉酸痛。

❤ 老年患者运动小心腰

老年肝病患者在运动时，如果用力过猛、过大，很容易使腰椎无法承受，导致腰椎间盘突出等病症，使腰部受到损伤。所以，老年患者在运动过程中，一定要护好自己的腰。

比如，在进行扭腰、转腰运动时，老年患者动作一定要缓慢，不要强行用力，以自己感觉舒适为宜。有些患者为了达到最佳的运动效果，用力扭动腰部，结果导致腰部发生扭伤，反而对身体造成新的损伤。

另外，老年患者在运动前更要进行充分的热身运动，尤其是腰部。最好能适当地活动下腰部再进行运动。如让腰部前后左右转一转，动作一定要缓、要稳，动作幅度一定要小。或者是利用双手对腰部进行按摩，促使腰部血液循环，增加身体的柔韧度。

老年肝病患者体质较差，活动受限，不能进行中强度运动，无法达到运动护肝的目的。这些老年患者虽然很羡慕那些在外锻炼的人们，只能自己在家伸伸胳膊踢踢腿。其实，有一种运动，哪怕是坐着、躺着，也都能进行，那就是提腹运动。

肝病患者或站或坐或躺，均可。若采用卧姿，双脚自然伸直分开，双手叠放在腹部，深吸一口气，吸气时腹部收紧，双手手心朝上由下往上慢慢做提起动作。呼气时再由上往下在腹部做下推动作。如此反复20~30次即可。呼吸时，最好是由鼻子吸气，用嘴巴呼气，提推之后，再轻轻按揉腹部，锻炼腹部肌肉，按摩体内脏器，促进血液循环，使肝脏也在一提一推间受益。

♥ 深呼吸，排病气

人们每时每刻都在不停的呼吸，可很多人不知道，呼吸也能治疗疾病。不过肝病患者想要利用呼吸达到防病治病的效果，还需要借助于外力，如按摩、拍打等，用这些方式来刺激皮肤，使患者在一吸一呼间将体内的病气排出体外。

除了病气，人体内还存在着有害的邪气、寒气、浊气、废气等，这些都需要排出体外，否则就会对身体造成损害，不仅影响普通人群的身体健康，还会使肝病患者病情加重，导致疾病久治仍不见好转。

肝病患者双脚自然站立，全身放松，呼气的同时双手抬起或按揉身体各部位，或轻轻捶打身体，集中精神感受身体中的病气慢慢排出体外。

吸气时停止一切动作，保持全身放松状态。

❤ 小动作也可以治肝病

不要小看平时的拍拍打打，有时候就是这些小动作在治病过程中起到了不可忽视的作用。拍打身体跟按摩身体有着异曲同工之妙，都可以达到激活神经、刺激毛细血管微循环的效果。只要每天将全身从头到脚拍个遍，就能加快人体的新陈代谢，增强机体免疫力，使肝病患者轻松治病。

首先，肝病患者采用立姿，双脚自然分开约与肩同宽。先深呼吸几次，使全身处于完全放松状态，然后慢慢举起双手放于头部，轻轻拍打。在拍打头部时应注意，头部比较敏感，也较脆弱，在拍打时应注意不能太用力。头部感觉有种放松感之后，双手下移，再接着拍打脖颈、躯干直至双腿、双脚。从头拍到尾之后，并不代表已经结束了。肝病患者不能忘记自己的双手，先用左手拍右手，从肩膀处轻轻拍打，一直拍到手指尖，然后再换右手拍左手。两只手拍打完之后才算结束。

❤ 跑步也要讲技巧

研究发现，跑步时脚掌所承受的压力是人体体重的4~6倍，很多肝病患者在跑步后会觉得头晕，这是因为患者在跑步过程中，脚掌先着地导致的。

跑步时脚掌先着地，

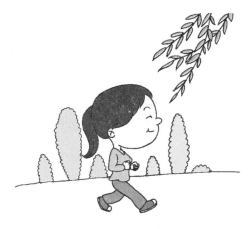

会使脚部受到的冲击传到脊椎和大脑处，使大脑受到震荡，引起头晕目眩等不良反应。正确的跑步方式是，脚尖先着地，脚尖着地后，再是脚心、脚跟，以这样的方式着地，才会减轻脚部的冲击，使人体获得最佳的锻炼效果。

另外，跑步时上半身不要过于前倾，这会使身体重心前移，给腿及脚部关节带来巨大的冲击力，易造成关节损伤。

❤ 锻炼时不能忽略保暖

肝病患者在秋冬季节运动时，应注意保暖。有些患者图方便，运动前便脱下外套，防止出汗。其实，这样做反而更加容易感冒。

正确的做法应该是在运动过程中，身体微微发热后，再根据具体情况逐渐减少穿衣量。运动结束后，不应贪凉吹风，应立即穿好衣服，条件允许的话，最好能在运动结束后立刻洗个热水澡，这样可以有效减少患上感冒的概率。

另外，在运动的过程中，肝病患者应养成用鼻子呼吸的习惯。有些患者喜欢用嘴呼吸，孰不知，这样做会使空气中的尘埃、细菌通过口腔进入到呼吸道内，引起身体不适。而鼻子中的鼻毛能起到过滤空气的作用，可阻挡尘埃、细菌等进入人体内。

❤ 冬季最好在室内锻炼

冬季坚持体育锻炼，能有效提高人体免疫力，增强人体新陈代谢，对肝病患者十分有好处。但是冬季天气寒冷，室内、室外气温反差较大，很容易引发感冒等疾病。所以，肝病患者在冬季最好还是选择在室内进行体育锻炼。

不过，室内运动可能会比室外运动强度低，很多患者怕达不到锻炼的效果。其实，只要身体感到发热、出汗，运动的目的就达到了。有条件的患者可以选择去健身房利用器械进行锻炼。或者是在家里自己准备一些哑铃之类的器械，进行简单的有氧运动。

如果肝病患者患上感冒，最好卧床休息，不要进行任何体育锻炼。感冒会使人感到疲惫乏力，如果强行运动，会使体能迅速损耗，反而会使人体抵抗力下降。

二、护肝保健操推荐

　　积极从事体育锻炼对肝脏大有裨益，因为运动有利于机体血液循环、促进肝内物质代谢。本节为您详细记述了一些易学但效果很佳的护肝保健操，帮您动出健康的肝脏、美好的人生。

❤ 肝病患者的健身操

　　侧举运动。在做这个动作时，肝病患者应选择一面墙或是一扇门与之平行站立。左手抵住墙面，将右手从下到上再向左慢慢举起、弯下，直到右手手指触到墙壁为止。在做这个动作时，手臂在移动，腰部及双腿、双脚也都在用力，全身肌肉得到拉伸。右手侧举10次左右后，再换右手抵墙，左手慢慢侧举，也是10次左右。

　　晃腰运动。在做这个动作时，肝病患者可选择单杠做为辅助工具，单杠的高度最好可以使患者双臂完全伸直或者半伸直。患者双手上举握在单杠上，双脚自然站立，与肩同宽。待准备动作做好后，双手用力抓住单杠，拉起身体的重量。膝盖微屈，双腿向前倾，上半身向后仰，然后腰部慢慢由前向后晃动，上半身与下半身始终处于相反方向，并逐渐加快腰部前后晃动的速度。

❤ 静心养肝功

肝病患者在做静心养肝功时，最好选择一个相对比较安静的环境。嘈杂的环境会影响患者的心神，使养肝效果大打折扣。一天当中，最安静的时间是凌晨1~2点，肝病患者可以选择在这个时间练习养肝功。如果怕影响晚上的睡眠时间，也可在白天练习，但一定要在一个空旷且安静的环境中进行。

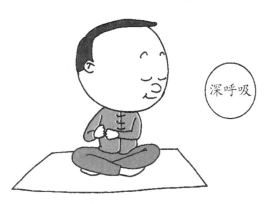

深呼吸

练习养肝功之前，先取坐姿，平坐于地上，两腿自然盘起，双手紧握成拳，大拇指在最里侧，其他四指在外包裹住大拇指即可。先抬起左拳，贴在右上腹部位，再抬起右拳，也缓缓贴于上腹部。然后深吸一口气，在呼气时如果能感觉到肝区有轻微的震动，便达到了练功的效果。

需要注意的是，在练静心养肝功时，呼吸要均匀，不能心急，慢慢练习，掌握诀窍，自然会达到养肝护肝的目的。

❤ 起床前做护肝功

起床之前，肝病患者先不要急着穿衣起身，应先自然放松身体，平躺在床上，双脚自然打开，双手微开放于身体两侧。在做动作前，应让自己的呼吸保持均匀，然后双膝尽量弯曲，双脚向上抬起，双手缓缓抱膝于胸前，双腿、双手同时施力，将身体尽量蜷成一团。

然后俯趴在床上，双脚自然伸直，双手上举使身体摆成"一"字形。准备工作做好后，患者在吸气的同时双腿保持伸直状态向上抬起，双手及头也向上用力抬起。呼气时慢慢还原。

肝病患者身体自然放松，平躺在床上，双脚伸直，双手微开放于身体两侧。准备工作做好后，先屈左膝，将左小腿压于左大腿下方，脚背伸直，压在臀部下方。屈右膝，将右小腿压于右大腿下方，脚背伸直，也压在臀部下方。然后双臂向上向前用力伸拉，上半身随着手臂的动作用力向上抬起，压迫小腿及脚部。

♥ 走路疗肝有讲究

肝病患者可能要问，不就是走个路吗？还有什么方法不方法的！其实，走路也是很有讲究的。只要掌握好走路的技巧，就能达到护肝、疗肝的效果。

趾抓地走路法。肝病患者双脚自然站立，与肩同宽，双臂向前上举，与肩同高即可。脚跟慢慢抬起，直至身体重心全部集中在脚趾上，用脚趾做使劲抓地动作，身体逐渐平衡后，脚跟再慢慢放下。如此重复10~20次为宜。

脚跟行走法。上面是用脚尖保持身体的平衡，而这个方法则是利用脚跟。肝病患者双脚自然站立，与肩同宽，双臂微微抬起放于身体两侧，保持身体平衡。脚尖慢慢抬起，将身体重心完全集中在脚跟上，待身体平稳后，开始行走，走路过程中应注意，脚尖不能着地，要完全用脚跟走路。刚开始练习时坚持3~5分钟即可，日后可逐渐增加到10~20分钟。

上班族每天奔波在公司和家庭中，很少有时间进行体育锻炼。其实，这些肝病患者只要利用上、下班的时间，在上、下班途中进行一些适当的运动就能达到强肝养身的效果了。

走路下班。上班时间比较匆忙，但下班后的时间就比较充裕了。肝病患者可以在下班后走路回家。这样一来，就相当于进行了一次散步运动，达到了体育锻炼的目的。如果肝病患者从公司到家的距离比较远，可以坐车坐到中途再下车走路回家。最好能保证走路时间在半个小时以上。

公交车上踮脚。其实，上、下班坐公交车的时候，也可以进行运动。不管是坐着还是站着，只要将脚跟慢慢抬起，用脚尖支撑身体保持身体平衡也一样能起到锻炼身体的作用。不过有时候公交车开得不稳，患者在踮脚时一定要注意保持身体平衡，防止跌倒。

❤ 午后强肝操

吃过午饭1~2小时后，肝病患者可以练习午后强肝操，以增强肝脏功能，达到疗肝养肝的效果。

首先，肝病患者应双脚自然站立，两脚距离约与肩同宽，十指在小腹间自然相握，掌心贴腹，双眼缓缓闭合，均匀呼吸3~5次。十指松开，自然放于身体两侧，手心相对先将一只脚向前迈一小步，并以脚尖点地，呼吸，两手前后自然摆动，稍停片刻，收回脚，再换另一只向前迈一小步，同样以脚尖点地，呼吸。如此反复5~10次，感觉身体微微发热为宜。

需要注意的是，在练习以上动作时，肝病患者都应保持双眼闭合的状态，待身体微微发热后，患者再将双眼睁开，双手缓缓摆动，同时将左手放到胯处，右手移至胸前，抬起左脚向前迈一小步，呼吸后动作还原，换右脚向前迈步。以身体感觉出汗为宜。

❤ 坐姿养肝操

对于生活忙碌的肝脏患者来说，没时间进行体育锻炼是一件挺无奈的事情。

其实，即使在工作中，也是可以做些运动的，只要3~5分钟就能达到锻炼的效果。双腿并拢坐在椅子上，挺胸抬头，双臂缓缓举过头顶，左手向右探去，钩住右臂，然后抱着右臂向后向左拉拽。用力拽5~10次后，改变方向，右手钩住左臂，向后向右拉拽，也拉5~10次。

还可以将双腿并拢坐在椅子上，上半身不动，双腿用力向上抬，感觉抬到极限后，双手平举，上半身向前倾，尽量向下压。

❤ 呼吸养肝操

目前，忧郁症成了困扰现代人的心理疾病之一。而忧郁症人群中肝病患者又占了很大比例，对此，我们可以做自由呼吸操来进行调节。

自由呼吸操做法很简单，我们来看一下：首先，用舌尖抵上牙齿内侧，依次向上滑至嗓子处，上下滑动，同时用嘴自由吸气呼气，可以发出轻微"呼呼"的响声。然后，用鼻子无声地呼吸，在心中默数50次即可。最后，带响的呼气吸气再做50

次。之后，就可以依次循环做，每天至少做3次，每次至少坚持5分钟。

做自由呼吸操，不分时间和地方，站着坐着做都可以。它不仅可以起到镇定心神、保护肝脏的作用，同时对高血压、恐惧症等也起到了一定的预防和治疗作用。

❤ 爬坡散步护肝法

散步可帮助脂肪肝患者消耗体内脂肪，达到治肝养肝的目的。但太过悠闲的散步方式可能会让脂肪肝患者体会不到太大的效果，觉得每天的运动根本起不到任何作用。其实，散步是需要长时间坚持的一项运动，它并不像跑步、游泳等中度运动，能很快看到运动效果。如果患者体质较差，不能进行跑步运动，又想利用散步在较短时间内看到锻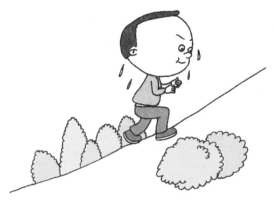炼成果，那么可以选择一段上坡路进行运动。

走上坡路可以使脊背、腿部充分得到锻炼，还能增加体内脂肪消耗的速度，使运动量在患者能承受的范围内逐渐增强。患者可以直接感觉到走上坡路与平时散步时的区别，平时可能走半个小时还没有出汗的感觉，可如果进行爬坡运动，只需5~10分钟患者就可能已经大汗淋漓。爬半个小时的坡，会让患者感觉全身通畅，肌肉都得到了很好的锻炼。

❤ 刮鼻咽唾液也有养肝功效

鼻子除了能帮助我们呼吸以外，还与人体内众多脏器密切联系，每天按摩鼻子，可以改善重要脏器的血液循环，使全身气血流通，有润肺、疏理肝气的作用。如果肝病患者出现较轻症状的感冒，按摩鼻子就能起到较好的治疗效果。用双手食指指腹轻轻贴于鼻翼两侧，由上到下按摩，感觉两旁皮肤微微发热后即可。左手食指微微钩起，用中间关节缓而有力地刮摩鼻梁，早晚各一次，每次刮20~30次为宜。

常咽唾液对身体十分有好处。中医记载中，唾液有润养五脏之功效，常咽唾液会使人健康长寿，也有治病强身的作用。咽唾液不受时间、地点等影响，随时随地都能进行。肝病患者舌头用力抵在上腭处，均匀呼吸，当感觉舌下唾液渐多时，将唾液缓缓咽下去。进行3~5次即可。

❤ 头部强肝健体操

肝病患者双脚自然分开，抬头挺胸将脖子拉直，双手叉在腰上，右脚向前迈出一小步。接着，双手按在腰部用力向下按，同时头扭向一边，感觉到脖子上的筋已经拉直，头再也扭不动时即可。不能力度太大，以免造成扭伤。慢慢将头扭回原位，休息片刻后，头向另一边扭去，动作要领一样。

扭完头之后，再接着做偏头动作，肝病患者全身放松，自然站立，头先从左到右微微转几圈，待活动开之后，再慢慢朝左肩偏头，最好能将耳朵贴在肩部。如果做不到，也不要心急，慢慢练习，做操的时间越长，脖颈间的筋的柔韧性也就越佳，动作也就越到位。切不可强行偏头，以免扭伤脖筋。向左偏头之后，稍停一会儿，再慢慢向右偏头，如此反复左右各歪10~20次即可。

❤ 张嘴转颈养肝操

张张嘴、转转脖颈都有利于肝病治疗，您是不是觉得难以置信？其实这些简单的动作对肝病治疗也是有很大帮助的。肝病患者或坐或立，调匀呼吸后，将嘴巴最大限度地张大，并发出"啊"的声音。可以想象，在"啊"的同时，身体中的病气也随着喊了出来。"啊"声后，嘴巴慢慢合闭，深吸一口气。嘴巴的张合动作进行30~50次即可。这个动作可以使面部肌肉得到锻炼，并可加速面部的血液循环，如果能在嘴巴闭合的同时再进行叩牙动作，治病效果将更佳。

转动脖颈有提神醒脑的作用。上班族可以在午后感觉有困意时，进行转颈运动，能有效提高工作效率，还能预防颈椎疾病。坐在椅子上，由前向左再向后向右转动脖颈。转动时，应尽量拉伸脖颈，使脖颈充分拉紧和放松。

❤ 肩部伸拉养肝操

肝病患者全身放松，双脚自然站立，距离略与肩同宽，双手慢慢向上抬起，与肩同高同宽，抬至胸前。保持这个动作片刻后，双臂用力快速地平行向两侧伸展，直到感觉双臂自然回弹一下即可。

向两侧平行拉伸后，肝病患者还可以将双臂一上一下反方向拉伸。具体做法是：肝病患者全身放松，双脚自然站立，略与肩宽，双手抬至胸前，依旧与肩同高同宽，左手向上，右手向下，用力快速地振臂，双臂弹回后，再换方向，左手向下，右手向上再次振臂，如此反复10~20次即可。

❤ 触树护肝法

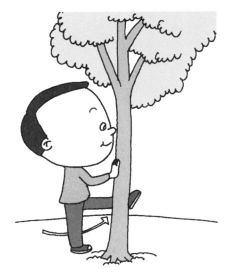

肝病患者背对着树双脚分开站立，与树保持约一臂长的距离。双手慢慢举起，与肩同高，上半身由左向右扭动，双臂随着上半身的扭动也缓缓移动，直到右手碰到树干为止。然后上半身再由右向左扭动，左手触碰树干。

在做这些动作的时候肝病患者应注意，不要过于勉强。身体长时间不运动会有一定的僵硬感，肝病患者刚开始运动时，可适当调整尺度，慢慢增加扭动的幅度。另外，上半身扭动的时候，下半身应保持不动，不能随着上半身的动作左右移动。

肝病患者面朝树干双脚自然站立，与树干保持约一臂长的距离。将双手抵在树干上，上半身慢慢向前倾，直到感觉身体全部伸展。

❤ 腰部护肝操

　　肝病患者双脚自然站立，距离略比肩宽，右手贴在右腰上，左手自然垂落于体侧。左手慢慢抬起，向左耳处靠拢，快接近耳朵时，右手用力向左推动腰部，形成头、脚向右，腰向左的姿势。做这个动作时，动作一定要到位，手一定要用力推腰，使全身肌肉随着腰的动作都能得到锻炼。

　　这个动作结束后，再回到原位，双脚自然站立，换左手贴于左腰，右手向右耳处靠拢，用左手推腰。如此反复10~20次即可。

　　动作还原后，双手平举伸展于身体两侧，与肩同高，腰部向左旋转，双手随着腰部的转动也向左转动，右手屈肘，移动到胸前。回归原位，双手平举伸展于身体两侧，腰部再向右旋转，左手屈肘，移动到胸前。如此反复10~20次即可。

❤ 收腹护肝操

　　肝病患者采用卧姿，平躺于床上，最好躺在较硬的木板床上。双腿自然伸直，双手自然平放于身体两侧。准备工作做好后，肝病患者先抬起左脚，再抬起右脚，等双脚伸直不能再往高处抬时，使劲吸气，让腹部收缩。收腹的同时，肩膀用力向上抬。呼气的同时肩膀和双腿同时缓缓归于原位。如此反复10~20次。

　　肝病患者采用卧姿，平躺于床上。双腿自然伸直，双手上举，伸直放于头部两侧。深吸一口气，使腹部收缩，收腹的同时手掌抵住床板，手掌与肩膀同时用力，将上半身慢慢撑起。呼气时缓缓归于原位。在做这些动作时，患者应注意双手在用力撑起上半身时，应注意力度和施力方向，以免造成双臂扭伤。

肝病患者采用卧姿，平躺于床上，双腿自然伸直，双手托放在腰部两侧。深吸一口气，收缩腹部，同时双手托着腰部向上抬臀。呼气时臀部慢慢归于原位。

♥ 扭腰收腹健肝操

方法一：肝病患者双脚自然站立，双脚距离约与肩同宽，膝盖微微弯曲，身体缓缓做下蹲动作。在下蹲的同时，上半身各处关节应保持放松状态，待肝病患者感觉无法继续下蹲时，缓缓扭动腰部。在扭腰时，肩部配合扭腰的动作也缓缓晃动，并保持上半身各处关节依旧处于放松状态。上半身放松的同时，下半身应承受身体的全部重量，重心下移，呼吸均匀且宜缓慢，不宜忽快忽慢。

将精神全部集中在腹部，肝病患者在练习5~10分钟的扭腰运动后，稍微休息片刻后，双脚自然站立，距离略比肩宽，再缓缓做下蹲动作。无法再下蹲时，将全身各处关节放松，两臂伸展于身体两侧，先同时由前向后抡臂10次左右，再同时由后向前抡臂10次左右，感觉上半身的肌肉在双臂的带动下全部运动过即可。

方法二：肝病患者双脚自然站立，双脚间距离与肩同宽。让上半身处于完全放松状态，用力扭动腰部。在扭腰的同时，应让双臂随着扭腰的动作前后左右抡摆，以击到身体不痛为宜。这样做可以起到甩臂放松的目的，还能在甩臂的同时对上半身进行轻微击打，有按摩的作用。坚持3~5分钟即可。需要注意的是，在扭腰抡臂的时候，应避免头部随着身体大幅度晃动，这样会有头晕感，时间过长会使患者站立不稳，导致意外发生。

　　站着做操做累了，接下来就躺下来做做操吧。肝病患者先采取仰躺的姿势，深吸一口气进行收腹动作，吸气的同时，双臂用力向上举，头和双脚同时向上抬，呼气时，头和双脚慢慢放下，休息一会儿后，再次吸气，抬起头部及双脚。如此反复5~10次，以身体肌肉感觉不到疼痛为宜。

❤ 扭胯踢腿养肝操

　　肝病患者双脚并拢站立，屈膝，慢慢抬起右脚，右脚紧贴与大腿根部，保持这个动作30秒左右，快速用力地将右脚踢出。如果左脚站立不稳，很有可能在右脚做踢出动作时，身体也会跟着往前倾，所以一定要稳好重心，先不要太用力向前做踢腿动作，等慢慢适应之后，再逐渐增大力度。右脚做踢出动作3~5次，再换左脚，如此反复进行。

　　肝病患者双脚自然站立，双脚距离与肩同宽，双手扶在左右两侧后腰部位，胯部慢慢从左到右扭动、画圈。胯部扭动的同时，上半身要与胯部做相反方向的扭动。从左向右扭完10次之后，再改由从右向左扭动，也是10次左右。

❤ 踢腿护肝操

　　不要以为只有跑跑跳跳才算是运动，有时候，简单的踢踢腿、甩甩胳膊也是不错的体育锻炼项目。尤其是中老年肝病患者，无法进行过于剧烈的体育锻炼，而散步走路又太单调，这个时候，在散步之余踢踢腿，既能使肌肉得到充分的放松，又能改变一下运动方式，调动患者运动的积极性。

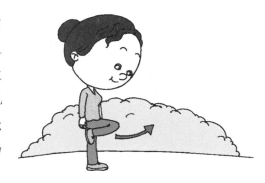

肝病患者双脚自然站立，缓缓屈膝抬起左脚，将身体重心全部放在右腿上。然后由缓到急，慢慢将左腿由后向前甩出去。在进行此动作时，也可以借助墙或树干，一只脚站立，另一只脚前后反复，5~10次后换腿。另外，肝病患者在跑步结束后，也可以甩甩腿，帮助腿部放松。

❤ 伸懒腰护肝法

伸懒腰能使肌肉充分收缩，能改善血液循环。工作中需要长时间坐着的肝病患者可以每隔一段时间就站起来，来回走动1~2分钟，再伸个懒腰，就能达到锻炼身体的效果。

首先，身体自然直立，双脚微开，与肩同宽，双手自然垂放于身体两侧。深吸一口气，吸气的同时双手缓缓上举，左手扣在右手肘部，然后上半身向后倾，腰部向前倾，双手用力伸拉，使身体尽量扭曲。在身体用力扭曲的同时，将注意力放在呼吸上，用力吐出胸间浊气。

另外，肝病患者还可以借助于椅子做伸懒腰动作。双腿自然垂放，双手举过头顶，屈肘向后弯曲，使手钩住椅背。然后双手用力向上撑起身体，臀部用力抬起，将上半身伸展开来。

❤ 扎好马步做家务护肝法

　　日常生活中，肝病患者不适宜进行剧烈运动，但可以通过做些家务让身体每天适当地活动一下。可是做家务却不能称之为运动，它所达到的活动效果还不如十几二十分钟的散步。其实，有一个很好的方法可以使肝病患者在做家务的同时，又能达到运动的效果，那就是扎着马步做家务。

　　肝病患者在洗碗刷锅时，先将双脚左右分开，双脚距离应比肩宽，另外，双脚应保持平行，不宜歪斜。然后膝盖慢慢屈起，将身体重心放于两腿之上，最佳的动作是双腿的大腿与地面保持平行。一开始扎马步时觉得有些吃力，可减少膝盖的弯曲程度，待逐渐适应之后，再慢慢增加膝盖的弯曲度。

　　另外在刷牙洗脸时，也可以先扎上马步，同样可达到治病强身的效果。

❤ 全身抖动护肝法

　　只需要进行简单的抖动动作，就可以预防及治疗多种疾病。全身抖动比散步、跑步更能消耗体内脂肪，达到锻炼身体的效果。

　　肝病患者双脚自然分开站立，双脚距离与肩同宽，先将呼吸调匀，使全身处于放松状态。双手伸展，平举于身体两侧，右脚向右跨出半步，然后深呼吸，在呼气的同时全身颤动。将全部精力集中在呼吸上，想象身体中的病气在抖动中全部甩了出来。抖动时力度要大，但要保持身体平衡，双脚用力抓地，以免抖动过程中因站立不稳而发生意外。

　　双手抖动时，可前后左右抖动，也可上下抖动，只要肝病患者觉得舒畅，什么姿势、什么动作都可以。每天坚持早晚各抖动1次，每次进行10~15分钟即可。

❤ 以手代脚养肝法

　　平常一说到运动，大家就会想到跑步、散步、爬山等，这些基本上都是靠双脚来进行的。其实，如果把双脚上的动作用双手做出来，也一样能达到强身健体的作用。尤其是老年肝病患者，用双脚运动，可能会觉得有些吃力，那不如就换成双手吧。

　　双手如何运动呢？其实很简单，只要肝病患者躺在床上就能办到。肝病患者平躺在床上，双脚自然伸直分开，双手向上伸直，想象手的上方就是平地，然后双手模仿双脚跑步时的动作，一前一后的"奔跑"。

　　在这里，肝病患者应注意，用双手"跑步"前，应先将手臂及手指揉捏轻甩，与双脚跑步时的道理一样，要让双手先做好"热身运动"。按摩手臂或揉捏手指，使双手尽可能地活动开。

第六篇

中医理疗防治肝病

中医理疗法安全有效，千百年来备受推崇，对于治疗肝病也有奇效。按摩、推拿、针刺等都可以增加人体免疫、调节内分泌、改善肝脏的血液循环。本章采用通俗易懂的语言风格，为您细致介绍理疗治疗肝病的原理、优势及注意事项，还为您特别介绍了常见的养肝治肝理疗法，帮您毫无顾虑地远离肝病。

一、理疗治肝相关知识

中医理疗博大精深，针对病因从根本上治疗肝病，已经成为临床治疗和康复治疗的一种重要手段。本节将为您全面阐述理疗治疗肝病的原理，帮您发现一个治疗肝病的神奇方法。

♥ 穴位按摩也可治疗肝病

以往很多患者都存在这样的误区，认为按摩只能治疗颈肩腰腿痛等伤科病。其实不然，穴位按摩也同样可以应用在内科病的治疗当中。

对于肝病患者来说，采用按摩疗法具有独特的功效。而按摩作为中医外治的一种重要方法，自古以来一直都广泛运用于内外科疾病的治疗。如对于肝病患者，可采用腹部按摩和循经取穴法，根据患者自身情况加减手法与穴位。大约三个疗程以后，大部分患者的消化功能都会有所提高，相关的不适症状也会大大减轻或消失。

另外，患者在按摩前后，可到医院进行相关检查以检验疗效。穴位按摩不仅对肝病患者有很好的效果，还对肝病并发的便秘、失眠、糖尿病等病症有很好的辅助治疗作用。

❤ 按摩治疗脂肪肝的原理

目前，治疗脂肪肝的方法很多，绝大多数都采用药物治疗和饮食治疗的方法。试验证明，按摩也可治疗脂肪肝，下面就让我们来分析一下按摩治疗脂肪肝的原理。

对脂肪肝的按摩治疗主要以按摩肝、脾二经为主，这是因为脂肪肝属于肝脾不和、痰浊内阻的虚标实证。选用按摩八法中的"和"法，采用柔肝、养血、解郁行气的腹部手法，辅以平补平泻、推摩点颤等方法，可对脂肪肝的治疗起到明显的效果。

由于足少阳胆经具有和解之功，又有调枢中焦之效，故可将胆经作为治疗的重点。选取相应的穴位和循环脉位，对脂肪肝的治疗有很好的疗效。通过按摩可有效改善患者的血脂、血压，从而达到运化疏泄相应、气血刚柔相济的效果。根据病人的体质情况，遵循整体观念和辨证论治思想，采用按摩方法，对脂肪肝的治疗可起到非常好的疗效。

❤ 按摩保健需要注意什么

随着按摩这种保健方法的流行，职业按摩师也日渐增加。但不乏存在没有经过专业培训的按摩人员。而不恰当的按摩会对肝病患者的身体造成严重的危害。所以，患者一定要了解相关的知识，以免被不合格的按摩师所欺骗。

很多患者选择在饱食酒醉时进行按摩，这是非常错误的。因为人体在饱食醉酒后，往往会使血液循环加快，胃蠕动增强，若在此时进行按摩，则会引起呕吐、胸闷等不良反应。那是不是不宜在饱食的情况下按摩，却可以在空腹的情况下按摩呢？答案当然是否定的。空腹按摩会损害胃黏膜，从而诱发胃病，对健康不利。而对于骨折的患者，早期应禁止按摩，避免引起关节头移位，患者应谨慎对待。

另外，处于急性期乙肝患者或者患有皮肤病的脂肪肝患者，在传染期内也不能接受按摩，以免造成疾病传播。在长有疖子的部位也不能进行按摩，否则会因为按摩而受到挤压，导致病变扩散，使病情加重。

❤ 按摩疗法治疗脂肪肝有优势

很多脂肪肝在发病初期，大多没有明显的症状。患者仅有上腹饱胀、食欲不振、情绪低落等特点。患者在疾病初期若不加以重视，往往会不同程度地影响肝功能。因此，对于中度以上的脂肪肝患者更应该及时治疗，以免导致肝功能低下、肝纤维化及脂肪性肝炎，严重者甚至转化为肝硬化或癌变。治疗脂肪肝除了药物治疗有效外，按摩治疗也有一定的优势。

按摩治疗有很高的安全性，因此很多脂肪肝患者都选择按摩疗法治疗。以腹部治疗为主的脏腑按摩在脂肪肝的治疗上很有优势。按摩疗法又对肝胃等消化系统有直接或间接的刺激作用，可促进血液循环，减少腹水。从而改善脂肪代谢，增强消化功能，使脂肪肝得到有效的治疗。

❤ 揉捏耳部可以疏肝消疲

人体的耳朵上有很多穴位，经常按摩耳朵可减轻肝病给身体带来的不适感，使人神清气爽、精神振奋、疲劳消除。因此，经常揉拉耳朵，对身体大有好处。

以掌心摩擦耳郭正反面，然后，用拇、食指上下摩擦耳朵边缘，以上均按摩十余次为宜，方法简单，但对于缓解肝病患者的颈、肩、腰、腿痛等有很好的疗效。提拉耳朵也是一种有效的按摩方法，用拇、食指先向上提拉耳顶端，再用拇指、食指夹捏耳垂部向下揪拉，并且摩擦

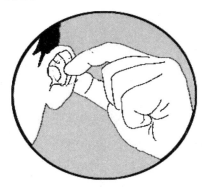

耳垂。此种方法可对情绪急躁的肝病患者起到镇静、清脑的作用。另外，还能缓解肝病带来的头晕、眼花、黄褐斑等症状。

用食指指腹自耳部三角窝处开始摩擦耳甲艇、耳甲腔穴位，使之发热。此种手法对肝脏也有很好的保健作用。用拇指、食指揉捏耳屏，使其略有痛感，对于防治肝病患者并发头痛、失眠等脑血管症及感冒都有很好的效果。

❤ 按摩手部有护肝功效

肝病患者在进行药物治疗的同时，还应做好日常的保健工作。选择手部按摩疗法，可有效地保护肝脏，远离疾病。人体的手部有三百多处穴位，有的穴位直接作用于肝部，因此，经常进行手疗按摩，对肝脏的保健很有效果。

对于胃虚的肝病患者来说，可在饭前半小时，用右手沿顺时针方向轻轻按摩左手掌心。此方法可促进胃液、消化酶的分泌。若在饭后半小时使用此疗法，则可促使胃排空食物，减轻

胃的负担。

对于脾虚肝病患者来说，可触摸左手手心面紧靠大拇指指根的部位。力度要轻柔，不宜过大，按顺时针方向摩擦。肝的反射区在右手，逆时针摩擦，力道以轻柔为最佳。此方法对于视力欠佳的患者也很适用。另外，经常擦手背，可使脊柱伸弯自如，脊椎活动更加灵活。

❤ 推拿辅助治疗肝硬化腹水的原理

经医学研究发现，肝硬化腹水并不是简单的肝病造成的，它是人体多个器官组织受瘀毒影响而不能正常工作所致。因此，治疗肝硬化腹水最主要的就是消除体内瘀毒，使机体畅通无阻。而推拿按摩法，是最科学、最实用的治疗肝硬化腹水的好方法。此法对于激活人体组织功能有明显的作用，使腹水的治疗效果更加显著。

推拿按摩属整体治疗法，它可使人周身畅通，经络分明，可有效去除体内的淤积物，能使气血畅通。推拿按摩可使肝病患者的肝脏功能得到很好的调节，疏通经络，使体内毒素排出体外，而这些正是治疗肝硬化腹水所需要的。

因此，推拿按摩疗法是治疗肝硬化腹水的最佳辅助疗法。此疗法简单方便，不用服药，而且没有药物的毒副作用，是一种自然健康的疗法。

二、常用的中医理疗方法

经过数百年的医学实践，中医理疗已经被证实是当之无愧的"绿色疗法"。因此，本节为您选择了一些治疗肝病的理疗方法，各种穴位按摩、针灸等，均可以无损伤地养肝治肝。

❤ 锻炼握力有助于养肝

中医理论认为，人手的握力与肝经有重要关系。肝在中医里面属于厥阴之性，有生发的能力和调达之性。肝功能好的人，精神状态和身体素质都会不错。我国道家认为，无名指的指根处为肝的风窍。因此，肝经能决定人手握力的大小。而人手握力的大小又决定着人的长寿与否。所以说，人要想护肝，应该经常锻炼手的握力。下面就介绍几种锻炼手的握力的方法，简单易学。

日常生活中，我们经常见到有些老人手里握着两个核桃，相互揉转。其实，这是一个很好的锻炼手的握力的方法。把两个核桃放在手心，揉来揉去，可使每根手指都能很好地得到活动。这对锻炼手的握力有很好的效果。核桃在手心当中正好形成了一个太极之象，故也可叫做太极球。除了用揉转核桃的方法来锻炼手的握力之外，还可选用十指相敲的锻炼方法。方法很简单，只需十指相对，互相敲击，方可有效的锻炼手指活性，从而也达到了锻炼肝气的目的。

❤ 常见养肝按摩三种方法

肝区的按摩，患者可先仰卧，闭上眼睛，保持轻松的状态。然后用左手大拇指对准右侧期门穴，中指对准右侧章门穴，同时用力点压画圈。再交换左右两手位置，方法同上。最后左掌护于肝区，右掌护于肚脐，将意念集中于肝脏，辅以联想方法，使身体处于完全放松的状态。此按摩法可促使肝功能恢复正常，尤其适用于气滞血瘀型慢性乙肝患者。

足部按摩法。取足外侧、足心及足趾间底部，用单手食指按压，拇指搓揉。其次是背部按摩法，可调整乙肝患者肝代谢功能，减少脂肪在肝组织细胞内的贮积。但是此法需在他人的配合下进行。

中脘穴按摩法可减轻肝病引起的腹胀，使重型肝病患者肝区疼痛症状有所缓解。揉中脘穴的方法是，患者以一手紧贴中脘穴，顺时针方向揉，用力柔和，再逆时针旋转揉动。另外还有揉腹的方法，此法要求患者一只手掌贴于肚脐部位，另一只手按在此手背上，动作轻快，力道柔和，顺时针方向旋转，然后再逆时针旋转。

❤ 按摩颈腰养肝法

摇转法是治疗颈腰脊椎按摩中较好的一种方法，患者可根据自身情况选择行走式、站立式、坐式等方式。

具体方法是，患者可轻轻摇转颈部，然后再摇转腰部，在环绕时不要用力，以力道柔和、自然为宜，动作不要太快，但要连贯、一气呵成，使颈部充分放松。患者在开始练习时，动作幅度要小些，每次至少做十个以上，做完后会感到神清气爽、心情舒畅。对于经常失眠的患者来说，也可练习做颈腰脊椎按摩法。失眠者在无法入睡时，可起床靠在沙发上，做颈部环绕，开始时间在二十分钟为宜。做完后休息一会再躺下就会很容易睡着。

由于此运动是一种按摩式的轻松运动，练习一段时间后可适当延长时间，根据自己的心情，愿意的话甚至可以做一个钟头之久。对于腰部环绕，也同颈部环绕的方式一样，经常练习，对腰椎疾病及其附近内脏器官都有很好的疗效。

❤ 按摩肝经护肝法

现代人工作繁忙，不良的起居方式使人们的身体健康受到了严重的威胁。特别是肝病患者体质较弱，更需要养成爱肝护肝的好习惯，加之做些简单的肝脏按摩运动，对保肝护肝会起到明显的效果。

患者可做些肝脏按摩运动，先将双手搓热，沿人体肝经力道柔和地进行按摩，可帮助养肝护肝，使肝脏功能得到良好改善。另外，用肝脏穴道按摩法也可起到保肝护肝的效果。

保护肝脏的按摩运动还有怀抱式肝脏运动。患者双手交叉抱住前胸，左手在外。身体慢慢往左转，深吸气直到最大限度，然后缓缓吐气。再按照同样的方法，向相反方向再做一遍。此法对增强肝功能有很好的效果。

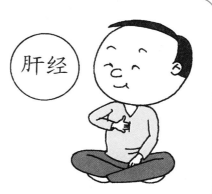

♥ 揉腹平息肝火法

生气伤肝的道理大家都懂，但是怎样才能做到有效地平息肝火呢？下面我们就来介绍一下腹部按揉操平息肝火的方法。

患者在做腹部按揉操时，最好在起床前和睡前进行。排空小便后，患者取仰卧位，双膝屈曲，使全身得到很好的放松。左手按在腹部，手心对着肚脐，右手放在左手上。顺时针方向绕肚脐按揉30次，然后再按逆时针方向按揉30次即可。

此种按摩方法，可增加腹肌和肠平滑肌的血流量，促使肠胃器官分泌功能活跃，增强肝脏对食物的吸收、排泄功能。另外，按揉腹部可使人血脉流通、心平气和，对平息肝火也起到了辅助治疗的良好作用。

♥ 按摩足三里、大椎护肝法

肝病按摩方法多种多样，患者可根据自身具体症状进行合理选择。对于肝肿大、疼痛的患者来说，可选用按压足三里穴的方法。以拇指或食指按压双侧足三里，手指端附着皮肤不动，由轻渐重均匀地用力按压。此按摩法有疏肝理气、强身定神之功效。另外，还可采用揉肝炎穴法。患者须将膝关节屈曲外展，拇指伸直，其余四指紧握踝部，拇指在肝炎穴处进行圆

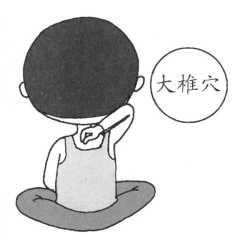

形揉动。此法可疏通经络，补虚泻实，行气止痛。

　　还有一种按摩法对治疗肝病也很有效。此法主要是捏大椎穴，患者需坐好，头部前倾，拇指和食指相对用力，捏起大椎处皮肤，做间断揉捏动作。此种方法能疏通经络、祛风散寒。除了此种方法，患者还可用一只手的拇指和食指相对分别按压内、外关穴，用力均匀，持续五分钟，局部有酸重感为宜。此法也是通经脉、调血气的良方。

❤ 肝病胁痛针刺辅疗法

　　针刺法是治疗肝病最常用的治疗方法，对于肝胆疾病有很好的疗效，且安全无副作用。治疗乙肝胁痛，证属湿热内蕴者，采用捻转提插泻法。在丰隆处直刺2寸，然后在曲池处直刺。采用呼吸泻法，在内庭处直刺0.5寸。治疗慢性乙肝胁痛，证属肝肾阴虚者。采用捻转补法，施术1分钟，俯仰卧位，在三阴交、太溪、复溜三穴，直刺1.5寸，均施捻转补法。

　　治疗乙肝胁痛，证属肝气郁结者，选期门、足三里、太冲

三穴，运用捻转补泻法，每日做一次，10日为宜。治疗乙肝胁痛，证属肝阴不足者，选肾俞、足三里、三阴交、太溪等穴位，隔日一次，运用平补平泻法，每次留针30分钟，10次为宜。对于乙肝淤血胁痛者来说，可使患者俯卧，取膈俞直刺2寸，使走窜感到达前胸，得气后不留针；俯仰卧位，在期门处直刺1寸，得气后将针提至皮下；在大包处按捻转泻法斜刺1.5寸；在直沟处直刺1.5寸，捻转提插泻法；用呼吸泻法在行间处直刺0.5寸。

对于肝病胁痛患者，还可选用其他针刺法进行治疗。用10%普鲁卡因溶液1毫升注入胆囊穴、太冲穴。此种水针法，对乙肝胁痛可起到缓解作用。除了水针法，还可采用电针法。选阳陵泉、足三里、期门、章门等穴，每次通电约7分钟，每日一次。皮肤埋针法，在右侧胆囊点、体穴用5分毫针，耳穴用麦粒状皮内针埋藏；肝穴、胆穴各针2日。

还有最普遍的针刺法，用三棱针点刺阳陵泉、窍阴二穴至出血；在辄筋、期门处用火罐拔吸约10分钟；再用梅花针弹击胸胁、痛点处，直至出血。每日1次，10日为宜。选胸穴位、神门穴、皮质下、交感、肝相应痛点等穴位，每次取3个穴位，强刺激，留针半小时至4小时，左右交替针刺，每日一次，以10次为宜。另外，还可选支沟、阳陵泉等穴位，通电刺激约7分钟，电量大小以患者能承受为宜，每日1次，以10日为宜。

❤ 脂肪肝穴位按摩操

穴位与人体的各个器官相对应，身体出现异常，穴位上便会出现相应的反应。因此，对于脂肪肝患者来说，以下穴位的按压方法可有效达到防治的目的。

太冲穴位于脚背部，在第一趾骨间隙的后方凹陷处。取此穴用拇指指尖进行垂直按压，时间持续5分钟左右，直到疼痛缓解为止。此穴对于易生闷气、郁闷、焦虑、忧愁难解的脂肪肝患者的治疗效果最佳。

行间穴位于脚背第1、2趾间的趾蹼缘上方纹头处，是人体足厥阴肝经上的主要穴道之一。按压此穴有泄肝火、疏气滞的作用。另外，脂肪肝患者因胁部胀痛、烦躁、口干等症状引起的现象，按压此穴位也可得到有效缓解。对期门穴进行按摩，可治疗多种疑难病症。它位于两乳头直下方，第6根肋骨间隙处。患者可仰卧取穴进行按摩。肝俞穴是肝脏在背部的反射点，刺激此穴位有利于脂肪肝的防治。

除了上面介绍的防治脂肪肝的穴位外，还有一些穴位也需患者坚持按摩，持之以恒，对于防治脂肪肝有极大的益处。

中脘穴位于肚脐上4寸处，是治疗消化系统病症的常用穴，对健脾益气、消食和胃有很好的功效。对于脂肪肝的治疗效果显著。其按揉方法是用手掌按压在中脘穴上，手指按压在建里与下脘穴上，吸气时两手从右往上向左揉按，呼气时两手由左往下向右按揉。约做50次后，可按反方向揉按，方法同上。

阳陵泉位于小腿外侧，在腓骨头前下方凹陷处。患者宜屈膝正坐，取阳陵泉穴按压。此穴对于治疗胆腑病症有很好的效果，同时也是治疗脂肪肝的要穴。涌泉位于脚掌心前三分之一与三分之二交界处，是肾经的重要穴位。患者可盘腿而坐，用双手按摩双侧涌泉穴，力道以该穴位达到酸胀感觉为宜。经常按摩此穴，可强筋壮骨，若常年坚持按摩此穴，对增强肝脏功能会有明显的效果。

穴位按摩法对于脂肪肝的治疗有明显的效果。它可以帮助患者疏肝理气、通经止痛、强身定神，是一项非常有意义的保健活动，对疾病可起到辅助治疗的作用。

揉肝炎穴法是脂肪肝患者常采用的一种疗法。这种方法要求患者下肢膝关节屈曲外展，拇指伸直，其余四指紧握踝部，拇指在肝炎穴处进行圆圈揉动。这种按摩疗法可疏通经络、补虚泻实、行气止痛。患者还可用一只手的拇指和食指相对分别按压内、外关穴，用力均匀，持续五分钟，局部有酸重感为宜。此法也是通经脉、调血气的良方，叫做掐内、外关穴法，效果也很显著。

❤ 点按太冲穴清肝火法

众所周知，生气会引起气滞或气逆，会对身体造成严重影响。特别是对于肝病患者来说，生气会加重病情，严重影响患者的康复。因此，消气很重要。在中医按摩疗法中，对于治疗消气也有一套方法。

人体太冲穴位于足背侧，第一、第二趾跖骨连接的部位中，以手指沿拇趾、次趾夹缝向上移压，能感觉到动脉应手处，即是太冲穴。点按太冲穴，可平肝潜阳、活血化瘀。特别对于肝病患者而言，点按此穴，还可清肝利胆，对于治疗肝炎有一定的作用。

太冲穴

乱拭膻中穴至中脘穴，可采用从上往下的顺序，从膻中穴用手刮至中脘穴，此种方法可达到舒缓症状的作用。此外，对于易怒的患者来说，甚至会出现头痛、胸闷、失眠等现象，可刮拭印堂穴、太阳穴等穴位，对于减轻头晕、头痛等症状有明显作用。

❤ 疏肝理气按摩养肝法

众所周知，肝脏是人体最重要的器官之一。若肝功能受损，则人体会出现食欲减退、恶心呕吐等症状。因此，掌握一些疏肝理气、调节脏腑功能的按摩方法，对于保护肝脏可起到很好的作用。

点按四肢处足三里穴、阳陵泉穴、行间穴等穴位，每个穴位各点按60秒为宜。有利于使肝病患者清湿热、调脾胃。另外，也可用手指点按胸部的期门穴、章门穴等穴位。力度以胸胁部舒适为宜，从右胸到左胸依次按压，每个穴位按压60次。对理气调肝有很好的作用。

按揉背部，能调理脾胃、疏肝利胆。按揉前先将双手相互搓热，在背部脊柱两侧做由上向下的推擦，然后用中指分别按揉背部的膈俞、肝俞、胆俞、脾俞等穴位。对于出现发热症状的肝病患者而言，可按压外关穴、曲池穴。胁痛、口干者，应按压太冲穴。肝区疼痛按压三阴交穴位可使症状缓解。

❤ 常见肝硬化按摩法

患有肝硬化的患者在按照医生的指导进行药物治疗的同时，还可以采用按摩方法。对于失代偿期肝硬化患者，应视病情严重程度合理进行治疗。

而对于酒精性肝硬化的患者来说，应主要针对胸部进行按摩。用双手自上而下推擦胸部，由轻到重再到轻，反复按摩，可使患者清新宁神、血脉畅通，加速酒精在肝脏内的代谢分解。另外，对于纤维化肝硬化患者来说，按摩双侧胸胁可有效疏肝理气、散结消肿。患者须将右手抬起，肘关节屈曲，手掌尽量上提，并以手掌根部着力于腋下，由上而下推擦，力道由轻渐重，速度缓慢均匀。

若患者有胸胁郁闷的症状，可采用宽胸顺气按摩法。患者只需仰卧，双手五指略分开，从胸正中向两肋骨处移动，双手要对称，力道要和缓。此法可有效解除患者胸胁郁闷的症状，有疏通经络、宽胸顺气的作用。需要注意的是，女性患者不宜采用此法。

❤ 乙肝推拿法

（一）对于乙肝患者来说，采用疏胁开胸顺气法进行推拿按摩治疗效果较好。具体方法是：乙肝患者仰卧，施术者站立，五指略分开，从胸正中向胁侧分别按摩，双手对称，力道和缓。此法可疏肝理气、利胆和胃。施用点三脱开四门法，乙肝患者取仰卧位，施术者对乙肝患者腹部用手推、揉、运、摩等手法，然后再以食指、中指、无名指分别对准四门，进行按摩。

还可采用提拿足三阴法进行按摩治疗。乙肝患者同样取仰卧位，施术者用拇指和其余四指的对合力，着力于双腿内侧足三阴的经筋处，从腹股沟向足三阴的经筋处按摩，自上而下，力道均匀。另外，不仅推拿足三阴法有治疗黄疸型乙肝的效果，推拿足三阳法也有同样的治疗效果。乙肝患者取仰卧位，施术者用拇指和其余四指的对合力，着力于股外侧足三阳的经筋处，动作连贯，按顺序提拿至足背。

（二）乙肝患者取坐位，施术者以双手拇指点按肝俞、胆俞、肩井穴，使患者通经活络、疏肝利胆。对于乙肝胁痛、肝气不疏者来说，此法非常适用。

施用掐点太溪至阴法，乙肝患者取仰卧位。施术者以双手拇指分别掐点左右使溪，再用双手拇指在至阴穴点按。值得注意的是，在做此推拿法时，乙肝患者宜咳嗽或加深呼吸，并反复活动上肢，以缓解刺激引起的疼痛。

另外，施用开胸顺气法、双点章门法、点按阳陵泉法等，都可疏肝利胆、调和阴阳、活血止痛。施用提拿足三阴法，点按太冲、绝谷等穴，对于肝病患者疏肝利胆也有很好的效果。施用双抓揪抻胁法，可清肝理气、活血止痛。提拿足三阳法还可缓解乙肝患者胁痛隐隐、口干烦躁、头晕目眩等症状。

❤ 黄疸型乙肝针刺辅疗法

对于黄疸型乙肝的针灸治疗，可选阴陵泉、阳陵泉、足三里、太冲等穴，用提插泻法，隔日一次，留针30分钟，以10次为宜。还可选用足三里、阳陵泉、行间等穴位，运用泻法，留针30分钟，隔10分钟捻一次针，每天针刺2次，以30天为宜。对于发热者，还可加刺外关、曲池两穴。恶心、呕吐者加刺内关、内庭两穴。

选胆俞、阳陵泉、阴陵泉、太冲、内庭等穴位，取胆俞，向脊柱斜刺1寸，以局部酸胀为宜；在阳陵泉直刺1寸，使酸胀麻感向下传导；在阴陵泉处直刺1寸；太冲向涌泉透刺1.5寸，使酸麻胀到脚底；在内廷处直刺1寸。以上均用毫针刺法，约30分钟取针，每日一次，病情稍有好转后，可隔日1次。另外，还可选胆穴、肝穴、脾穴、胃穴等，左右耳穴

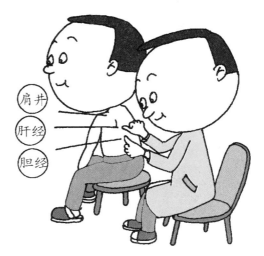

交替针刺，中等刺激，留针30分钟。

　　对于治疗黄疸型乙肝，证见食少脱痞者而言，可选胆俞、阳陵泉、阴陵泉、中脘、足三里等穴位，直刺1.5寸。取至阳穴，向上斜刺1寸，有酸胀感向下或向前胸放散为宜，再取脾俞、胆俞、阳陵泉、三阴交、足三里等穴，用毫针平补平泻法刺之。此针刺法适用于黄疸型乙肝属阴黄者，且效果显著。

　　伴有胸闷恶心、腹胀、便秘的黄疸型乙肝患者，取内关直刺1.5寸；取公孙1.5寸，有酸胀麻感到脚底为宜；取天枢、大肠俞，直刺1.5寸。另外，还可取大椎直刺1.5寸，使局部酸胀向下传导，连续进针4分钟直至微微出汗，也可选用三棱针点刺至出血；人中穴、中冲穴可与大椎针法一致。此种针刺法对于黄疸型乙肝伴有发热不退的患者有很明显的疗效。

❤ 乙肝针灸疗法

　　治疗乙肝可采用直接灸法。灸法是针灸的一个重要组成部

分，它对于治疗慢性乙型病毒性肝炎有明显的效果，它不仅对退黄、血清白蛋白升高有一定作用，还对慢性乙肝患者的免疫系统功能有很好的调节作用。因此，对于有肝脏、脾胃疾病的患者来说，采用直接灸法进行治疗，效果最佳。

用灸法治疗乙肝，简单可靠，只要选准穴位就可以对疾病进行治疗。使患者脾胃健壮、免疫力提高、抗病毒性增强，对促进肝细胞及肝功能的恢复有显著作用。

患者可用最精细的艾绒（一种灸法中常用的材料），将其搓成柱状，放在穴位上点燃，以穴位出现灼热感为宜。如此反复施灸，会起到很好的效果。对于不会找穴位的患者，可到医院请专业的中医师找穴，待自己学会后，可回家自灸自治，也可请人代灸。每次直灸时间以十分钟为宜，一日一次，三个月为一个疗程，以两至三个疗程为宜。

❤ 超短波和热辐射疗法

治疗肝病方法多种多样，不仅可选用药物治疗，还可选用饮食疗法。另外，还有一种方法也可治疗肝病，它就是物理疗法。这种疗法既经济又简便，且无副作用，无治疗痛苦，得到了大多数肝病患者的青睐。目前，各大医院除了按摩、针灸等传统理疗外，还有超短波照射疗法和热辐射疗法，对肝病恢复也有较好的疗效。

超短波穴位照射疗法，取胆经穴位阳陵泉，对其照射约15分钟即可。开始时每周两次，以后可每周一次。十次为一个疗程。此物理疗法可用于治疗瘀胆型肝炎，效果显著。

局部热辐射疗法，通常采用医学频谱仪作肝区照射，通过皮肤、穴位等途径作用于肝脏，增加肝脏血流量，改善肝细胞的营养状况，使肝脏功能得到很好的恢复。在用医学频谱仪进行治疗时，最好选择在饭后1小时进行，热量适中，以舒适为宜。值得注意的是，肝脏极度衰竭或肝癌晚期的患者不宜用此法治疗。

肝病用药必知常识

由于肝病的成因多种多样，症状也各不相同。因此，临床用药不仅要根据生理和病理特点，还应符合肝病的发展规律，有针对性地用药，这样才能收到良好的治疗效果。本章为您讲述了各种常见病症的用药注意事项、常见治疗肝病的药物、肝病用药禁忌及护肝的中草药。

护肝

就 这 么 容 易

一、肝病用药

> 肝病的治疗不仅要通过生活习惯、饮食、运动和理疗，用药也非常重要。科学地用药可以有效治疗肝病，所以，本节教您针对常见病症如何用药，并带您认识各种常见的治疗肝病的药物。

♥ 乙肝治疗时间看病症

很多肝病患者在治疗期间往往会产生很多消极的情绪，从而失去治愈疾病的信心。

有一部分乙肝病毒携带者，平时身体没有异样，偶然抽血会发现体内有乙肝病毒存在，但是肝功能却完全正常。这类乙肝患者可视为正常人，不必用药，慢慢调理即可痊愈。倘若一味用药，反而会招来意想不到的后果。另外，还有一些肝病病毒携带者，肝功能正常，但在进行肝穿活检时，肝脏内往往存在炎症活动。对于这种情况的患者，则有必要进行抗病毒治疗。

对于发病状态或是病情反复的乙肝患者，则需治到乙肝病毒复制指标转阴、肝功能正常为止，这类患者属于真正意义上的乙肝患者。他们的治疗分为恢复肝功和抗病毒两大部分，恢复肝功能较容易，抗病毒治疗相对较难，需要一段时间。对于已经发展成肝炎或肝硬化的患者，维持并确保肝功能正常尤为重要，肝炎或肝硬化均可分为静止性和活动性两种。静止性患者可进行抗病毒治疗，活动性患者则必须恢复肝功能，治疗并发症。

♥ 乙肝治疗遵从医嘱才科学

现在很多患者经正规治疗后，一见病毒复制指标阴转，就不再治疗了，也放松了警惕，其实这才是关键的时刻。因此，遵医嘱才是科学的治疗方法。

有句广告词说得好，"病好不好，选药是关键"。大部分乙肝病毒携带者经过一段时间治疗后，身体会明显好转，肝功能也会恢复正常，趋于稳定。此时，如果原来是急性乙肝患者，就应该选1～2种药物维持治疗；如果原来是慢性乙肝患者，乙肝指标阴转后也应该继续用药，最好再加些护肝药，那样就会事半功倍。所以治疗乙肝一定要选好药，用对药。

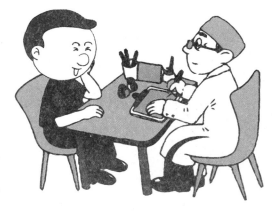

有些患者会产生病毒变异，看似病毒指标转阴，但病情却原来越严重了。这时身体会出现一系列的不良反应，患者就必须加紧治疗了，否则最终将导致肝硬化。对于乙肝患者来说，其实抗病毒和抗纤维的治疗是同等重要的，须同步进行。此时，最忌突然停药，但如果用药也必须适量，最好听从医生的建议。

有一部分慢性乙肝患者，平时没有察觉，直到体检时才发现自己染上了乙肝病毒。这个时候，患者就应该去医院做全面检查，积极配合医生治疗，防患于未然。

❤ 乙肝患者换医治疗有害无益

许多肝病患者在治疗期间，盲目跟风，频繁"换医治疗"，这对乙肝的治疗有害无益。目前，医学界尚未攻破乙肝的难题。但是要提醒患者的是，为了更好地控制肝脏病者复制，预防乙肝患者出现纤维化现象，患者切莫病急乱投医，盲目用药。

其实，每个医生都有一套独特的用药习惯和治疗方法，而患者频繁更换医生就意味着要不停地改变治疗方案，在前一种治疗方案尚未起效的时候又换了另一种治疗方案，反反复复，结果哪种方案都没有起到好的效果。

乙肝病毒不同于一般的微生物，它的生命力极强，面对免疫打击时常会变异。因此，在患者滥用药物的时候，病毒尤其容易产生变异，出现耐药性，从而影响治疗进度。因此，抓住首次治疗机会对乙肝治疗至关重要。

❤ 如何应对黄疸持续不退

各种类型的病毒性肝炎均可出现黄疸，但若患者黄疸持续不退，则应认真分析其原因，及早治疗，以免病情加重。

出现胆汁淤积的肝炎患者会造成黄疸持续不退，有此种状况的患者必要时应予以肝穿刺检查。对于有微循环障碍的肝病患者来说，肝功能不能恢复正常，也会导致黄疸持续不退。另外，对于有消化不良、出现腹水现象的患者，也会有黄疸持续不退的症状。

黄疸持续不退的肝炎患者应有一个良好的心理状态，使心情保持在最佳状态，积极配合医生的治疗。合理安排饮食，补充充足的热量和维生素K。平时注意休息，劳逸结合，保持良好的睡眠状态。除了饮食治疗外，也可采用药物治疗，两种治疗方法同时配合进行，可加速病情好转。

❤ 如何处理转氨酶长期不降

慢性肝炎患者往往会出现转氨酶长期不降的现象，因此，治疗肝病时应分析其原因进行针对性治疗。

肝病患者病情得不到控制会造成肝炎病毒的持续复制，致使转氨酶长期不退；肝病患者病后运动量太少，加之经常暴饮暴食，导致体重增加甚至肥胖，从而引起脂肪肝使转氨酶升高。对于这样的患者，应适当减少食物的摄入量，加以运动以降低体重，使转氨酶慢慢恢复正常。

患者即便在病后用药也要小心谨慎，应在医生的指导下进行，以免引发疾病。有些患者在恢复期内不注意休息、缺少睡眠，也是导致转氨酶长期不退的一个原因。另外，服用过量的药物也会加重肝脏负担，造成肝脏损害。因此，对于这样的患者应停药观察一段时间。慢性肝炎患者可在医生指导下，选用垂盆草、强力宁等药物进行辅助降酶，效果显著。

🖤 儿童肝病患者用药注意事项

儿童与成人不同，他们在生理和心理上都很不成熟，因此，在治疗儿童慢性病毒性肝炎之前，应充分掌握肝组织学分析的依据，科学、有针对性地进行治疗。而对于慢性肝炎中度的处理，则应根据机体的免疫状态合理补充维生素、微量元素等，进行护肝降酶、抗肝纤维化的有效治疗。

儿童在患有肝病的初期应及早治疗，坚持早用药、联合用药的原则。即根据儿童个体的差异采用不同作用机制的抗病毒药物联合应用，以减少机体耐药性的产生，进行全面科学合理地治疗。

对于不同类型的儿童肝炎患者，应给予不同的治疗方法，千万不可以盲目治疗，以免加重病情，耽误治疗。经医学研究发现，我国儿童慢性乙型肝炎多因母婴传播所致，对药物有很高的免疫力，增加了治疗难度。而对儿童丙型肝炎患者则应采用抗病毒的治疗方法。

🖤 妊娠期肝病患者用药注意事项

对于妊娠期肝病患者来说，要根据具体情况、临床类型对其进行合理有效地治疗。首先妊娠期的患者应及早去医院定期检查肝炎病毒标志和肝功能情况，抓准住院时机，积极配合医生治疗，以免影响胎儿的健康。产妇平时应注意胎动的情况，若发现胎动不正常应立即去医院复查。产妇平时应尽量避免服用对胎儿及肝脏有损害的药物，睡觉最好采用向左侧卧的姿势，以改善子宫血液供应情况。

对于较严重的妊娠期患者来说，服用药物是无法避免的。这种情况下，应严格按照医生的指导合理用药，万不可自己胡乱用药，以免对胎儿和肝脏造成非常不利地影响。除了药物治疗外，也可采用饮食疗法对其进行辅助治疗，可多选用高蛋白易消化的食物。

值得注意的是，若患者出现重型肝炎倾向，应按重型肝炎治疗。另外，临产时医生要预防产妇出血过多，对于妊娠伴慢性活动性肝炎或肝硬化的患者来说，宜早日终止妊娠。

❤ 不是所有脂肪肝患者都需服药

对于脂肪肝患者来说，大部分可无需用药。此类患者属于单纯性脂肪肝，对于这类患者而言，只需戒烟酒，平时多参加体育锻炼，合理安排饮食，保持体重既可，用药反而会加重病情。

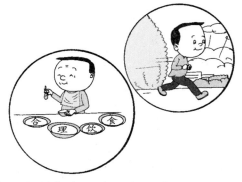

有些脂肪肝患者盲目服用他汀类降脂药，殊不知，他汀类药物是通过肝脏代谢的，而患了脂肪肝的肝脏又存在脂肪代谢障碍，从而使患者出现转氨酶升高的状况，进一步加重肝功能的损害程度。面对这种情况，患者应立即停药，病情方可好转。现在市面上宣传的酒后护肝保健品也存在严重问题，科学证实，酒后如果服用这类保健品，也并不能起到护肝的作用。

另外，也有些患者属于脂肪性肝炎，对于这类患者来说，通过综合的治疗是可以治愈的。但若治疗不当，则会从脂肪性肝炎发展成为肝硬化。值得注意的是，对于一些减肥减脂、降糖保肝类保健品也要谨慎服用。

❤ 常用护肝药物

水飞蓟素是治疗肝病的常用药物，对各种肝病均有很好的疗效。它主要是通过稳定肝细胞的结构、促进细胞的正常代谢来减少肝细胞坏死的程度，帮助肝脏合成蛋白质，从而降低因转氨酶升高对肝脏的破坏。这种药疗效较好，且副作用很小，适合肝病患者长期服用，药店中售卖的益肝灵、西利宾安等都属同类药物。

三磷酸腺苷是细胞能量的主要来源，可使机体代谢有条不紊地进行，且对肝细胞的修复具有很好的促进作用。在静脉注射时，个别患者会出现过敏反应，而注射过多、过快则易出现低血压、晕眩等症状，故应酌情使用。肌苷，可促进体内物质的正常代谢，恢复受损的肝细胞，使肝脏功能得以改善。另外，肌苷对白细胞、血小板的减少症状也有一定的疗效。

葡醛内酯，俗称肝泰乐，是肝病患者的常用药之一。葡醛内酯可与患者肝脏内的代谢物、毒素等有害物质结合，帮助肝脏将这些"垃圾"清理出体外。当有人发生食物中毒症状时，医生就会开出葡醛内酯等药以保肝解毒。

肝制剂含有丰富的维生素、叶酸、干细胞刺激因子和各种氨基酸，有血液病的肝病患者，可选此药物进行治疗此药，对肝损伤细胞有很好地修复作用。丹参具有活血化瘀、养血安神的功效，可改善患者肝内微循环和促进肝细胞再生，是治疗急性黄疸型肝炎、慢重型肝炎最基本的药物之一。辅酶A，可使肝功能正常运转，提高肝脏的功能。细胞色素C，可有效促进细胞呼吸，但使用时要注意预防过敏反应。

❤ 护肝药的选择方法

目前，保肝药在种类和数量上非常多，需要注意的是，不是所有保肝药都适合肝病患者使用。有不少肝病患者病情不是很重，根本无需用药，但是也长年累月地服用保肝药。其实，这种做法是错误的，保肝药使用不当也会给患者肝脏带来严重损害。

我们通常所指的保肝药是指能够改善肝脏功能，促进细胞再生、增强肝脏解毒能力的药物。保肝药大体可以分为保肝降黄、保肝降酶、保肝解毒等几类。对于肝炎患者来说，不同的症状适用于不同的药物，因此，应谨慎选择。若长期不合理地使用保肝药，只能加重肝脏负担，使病情恶化。如慢性乙肝患者，其转氨酶、黄疸会出现中度升高，故应选用保肝降酶、降黄药物。而普通的乙肝病毒携带者，则不必用此类药物。

❤ 退黄疸药物

服用熊去氧胆酸，可干扰小肠吸收胆酸和鹅去氧胆酸，使血液流通不受阻碍，从而起到利胆的作用。慢性肝炎、肝硬化患者可选用此药，效果佳。苦黄注射液，也可称做"灭菌注射液"，它可有效清除患者体内毒素，达到利湿退黄的保肝护肝作用。其中大黄、柴胡等是其主要成分。

茵栀黄注射液，是一种清热、解毒、退黄的药物，可有效地促进酶在肝脏的分泌，帮助肝脏对胆红素摄取、排泄顺利进行，可减少肝细胞坏死程度，帮助肝细胞的修复和再生。患者注射后可使肝脏内毒素顺利排出体外，并杀死细菌，对黄疸型肝炎患者有很好的治疗作用。

门冬酸钾镁，又名脉安定，也是退黄药物中疗效显著的药物之一，对患有肝性脑病的患者也很有效。茴三硫可保护肝脏，使胆汁分泌有条不紊地进行。苯巴比妥对于睡眠不好的肝病患者有奇效，而在肝病治疗时可用于退黄，由于它可轻微损害患者的肝脏，故在治疗瘀胆型肝炎时，肝功能损害较严重的患者应慎用此药。

❤ 缓解肝脏炎症的药物

秋水仙碱对肝脏炎症有一定的缓解作用，多用于病情不稳的慢性肝炎和肝硬化患者，具有抗肝纤维化的作用。但秋水仙碱毒性较大，因此平时使用较少，若患者要用此药，一定要在医生的指导下进行，以免发生意外。

甘草酸制剂，其中以强力宁效果最为显著，它具有类肾上腺皮质激素作用，对利胆、清除体内毒素、抑制体内自由基的产生等有明显的作用，此外，它对于黄疸和氨基转移酶也有很好的治疗效果，急、慢性肝炎患者和重型肝炎患者均可选用此药进行治疗。

苦参碱性寒味苦，具有清热利湿、退黄解毒、利尿的作用。患者用此药后可缓解肝脏炎症，使体内的酶迅速降低并且具有一定的抗病毒作用。但苦参碱在停药后容易反弹，故患者要做好用药计划。

❤ 降酶药物

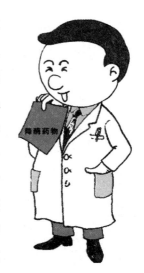

降酶药物大体可以分为4种。垂盆草的降酶效果很显著，且作用快、幅度大，具有清热解毒、利尿的作用。五味子可同其他护肝药组成复方制剂使用，具有保肝、护肝的作用。它可增强肝脏的解毒和再生功能，对患者肝脏蛋白的合成也有一定的促进作用。山豆根注射液可减轻患者肝细胞变性坏死及球蛋白的合成，对免疫功能的调节也有很好的作用。以上三种药品在停药后都会出现反跳现象，患者可在医生的指导下适当延长服用时间，以免病情进一步发展。

联苯双酯也是其中之一，它可以降低肝细胞膜对丙氨酸氨基转移酶的渗出，还可以排除体内毒素。它的短期降酶效果很好，对于慢性肝炎轻度或者无黄疸的慢性肝炎患者有很好的治疗作用。值得注意的是，对于有黄疸症状的慢性肝炎或活动性肝硬化的患者应慎用联苯双酯，此药的远期疗效不是很稳固。

❤ 治疗肝病的免疫促进药

特异性免疫促进药，包括特异性免疫核糖核酸及特异性转移因子，使用此种免疫促进药可以使人体的免疫力大大提高，使患者抵抗疾病的能力逐渐增强，从而达到治疗肝病的目的。此药安全且无明显副作用，适合患者选用。左旋咪唑，可有效地增强淋巴细胞及巨噬细胞的杀菌功能，对病毒性肝炎的治疗有明显的作用。但需要注意的是，患者服用左旋咪唑后可能会有出皮疹、胃肠道不适等不良反应，因此，用药应慎重。

干扰素可增强细胞的免疫功能，使淋巴细胞由植物血凝素等物质所促进的增殖反应得到有效地抑制。干扰素还可调节体液免疫，对抗体的产生也有很好的调节作用。而对于非特异性免疫来说，对调节免疫功能的自身稳健有明显的作用。

胸腺制剂是免疫促进药中的一种，对于乙型肝炎的治疗有很好的作用。这种药疗效较好，且副作用很小，适合肝病患者服用，像胸腺肽、胸腺素等，都属非特异性免疫促进药。另外，白介素-2，也属于非特异性免疫促进药。它对淋巴细胞的生长、吞噬活力、分泌免疫干扰素等有着明显的促进作用，使用白介素类药物的患者还可提高乙肝肝炎的抗病毒能力。若患者使用后出现发热、恶心、皮疹等症状，视为过敏反应，应引起注意。

除了以上介绍的一些药物上，目前免疫促进药还有很多，像多糖类、中药等也具有非特异性的免疫促进作用。

肾上腺皮质激素是免疫抑制药的一种，最常用的是糖皮质激素。糖皮质激素可有效地抑制人体免疫反应，具有抗炎的作用，还可使人体血糖升高，促使肝细胞中的多种RNA合成，使肝脏代谢功能产生影响。另外，长期服用此药，会产生一定的抗毒素作用，使体内的病毒无法排除干净，严重的情况下将导致患者病情反复发作，甚至诱发糖尿病、高血压等病症，因此，患者应严格控制好用药量，以免造成严重后果。至于疗程长短则应视患者病情而定，若用药合理，病情就会很快好转。

免疫双向调节药，如蘑菇、香菇等食用菌或多糖类，都属于此种范围。免疫双向调节药对于免疫功能不稳定的肝病患者有明显的治疗作用。它既可以用于免疫功能低下的患者，也可以用于免疫功能亢奋的患者，且疗效显著。

❤ 治疗肝病的干扰素

干扰素可分为 α、β、γ 三种类型，天然干扰素分别由白细胞、纤维母细胞及致敏淋巴细胞所产生。经试验发现，干扰素 α 与 β 有抗病毒的作用，由于干扰素 α 优于干扰素 β，故目前应用于抗肝炎病毒的为 α 干扰素。

复合干扰素也常应用于肝病的治疗当中，具有较高的抗病毒活性及抗增殖作用。还有一种口含干扰素，这种干扰素一般应用较少。此外，还有一种正在进行临床试验的长效干扰素，相信不久的将来会应用于肝病患者的治疗当中。

值得注意的是，不是所有乙肝患者都适用于干扰素的治疗，慢性乙肝患者和丙型肝炎患者应谨慎使用。对于血清胆红素高于正常值的患者，若使用干扰素治疗则会带来严重的后果。患有免疫性疾病的肝病患者及伴有糖尿病、神经精神异常的患者也不宜用干扰素治疗，以免由于用药不当，加重病情的恶化。

❤ 乙肝疫苗抗体

乙肝疫苗是从无症状的澳抗阳性患者的血液中提取乙肝

表面抗原，经过一系列的复杂程序而制成的。有一部分的乙肝病毒携带者注射乙肝疫苗后，起不到很大的作用，这是为什么呢？有可能是遗传的因素，也有可能自身是潜在的乙肝病毒感染者。正常情况下，第一次注射乙肝疫苗后，患者的乙肝表面抗体阳性率为20%～30%，第二次增长到50%～60%，第三次注射后，有80%以上的患者，会出现乙肝表面抗体阳性。因此，查看乙肝疫苗是否产生抗体，最好是在全程免疫后2个月，中途查看不是最标准的。

❤ 联合疗法治乙肝

在以往的乙肝治疗中，常采用单纯使用中药或者单纯使用西药的治疗方法，经常达不到理想的疗效。而近些年，治疗乙肝可采用联合疗法，且效果显著。

多种中药联合治疗乙肝，以补气滋养、清热解毒、调理气血为主。但此联合法应依患者自身情况而定，不宜在一个处方中使用。中医的外治法丰富多彩，更便于加入联合治疗的方法之中，最常见的有口服中药扶正祛邪方药、联合利湿驱虫药等，这些联合疗法可有效提高乙肝患者的肝功能复常率，使病毒转阴。西药的多联疗法可有效提高肝病患者的抗病毒能力，使乙肝病毒抗原消失。常见的有干扰素联合阿糖苷、干扰素联合无环鸟苷等，它们可有效地使病毒抗原转阴，从而使病情好转。

另外，不管是中药联疗还是西药联疗，都不及中西医联合治疗法成功。它是根据中草药的现代药理、药效学研究，选择具有高抑制率的中草药，并运用中医经脉的原理将治疗药物直接导入肝脏，使药效充分发挥，提高疗效。

❤ 恩替卡韦治疗慢性乙型肝炎

如今，乙型肝炎病毒已成为威胁人类健康的主要病症之一，对此，医学界经过多年研究，终于研制出一种有效治疗乙型肝炎的核苷类似物——恩替卡韦。目前，恩替卡韦已经在临床上得到广泛地使用，并且取得了良好的治疗效果。

经试验表明，恩替卡韦对于慢性乙型肝炎的治疗有明显的作用。患者在服用药物数周后，病情较服药之前会有明显改善，同时随着时间的延长，血清水平也会逐渐下降到正常水平，患者身体也呈现出明显好转现象。

事实证明，慢性肝炎患者服用恩替卡韦后，可有效地抑制病毒复制，使肝功能得到合理改善，血清水平也会随之逐渐恢复正常。另外，恩替卡韦还可以减轻肝细胞的炎性坏死率，增强细胞的新陈代谢功能，有效地防止肝纤维化的形成。同时，对由乙肝病毒引起的肝硬化也有一定的防治作用。

❤ 替比夫定治疗乙型肝炎肝硬化

经研究发现，替比夫定不仅对慢性乙型肝炎有较好的抗病毒作用，还对乙型肝炎肝硬化有很好的治疗效果。

在治疗乙型肝炎肝硬化的疗效观察中，患者在服用替比夫定后，抗病毒能力明显增强。数周内，血清水平下降至正常水平，随着治疗时间的延长，患者均实现了病毒转阴情况，即使在治疗结束后相当长的一段时间内，仍维持着较高的病毒转阴率。替比夫定可使患者白蛋白水平逐渐升高，使肝脏储备能力明显好转，同时也使患者生存率大幅度提高。

替比夫定是肝病患者健康的选择，目前已经在临床上被广泛使用。对于乙型肝炎肝硬化患者来说，服用替比夫定可有效地抑制体内病毒细胞的复制，降低血糖水平，使肝功能得以正常运转，对患者康复有明显的效果。另外，替比夫定的安全性很好，无不良反应，患者可放心使用。

二、肝病的用药禁忌

> 药物也会对肝脏造成损伤，肝病患者更应注意正确用药，倘若触犯了禁忌非但不治肝，还有可能引发不必要的后果。对此，本章专门为您列出了肝病的用药禁忌，帮您安全用药。

❤ 咖啡与退热药同时食用损害肝脏

经科学研究发现，咖啡与退热药不宜同时摄入，因为多数退热药中含有乙酰氨基酚的成分，这种物质可与咖啡发生反应，会损害肝脏。

乙酰氨基酚对于缓解感冒引起的发热、关节痛、牙痛等有很好的疗效，大部分退热药、止痛片中都含有乙酰氨基酚的成分。但是需要人们注意的是，单独长期大量服用乙酰胺基酚也会增加肝衰竭的危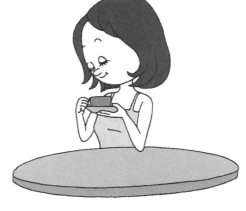险。因此，患者服用此类药品时一定要适量，或者按照医生的指导服用，以免造成严重后果。

由于乙酰氨基酚在被肝脏裂解的过程中会产生一种有毒的生化酶，而咖啡恰恰可以使这种毒性物质的浓度升高，从而造成肝脏的更大危险。因次，在服用乙酰氨基酚后，最好不要立即喝咖啡。另外，酒精也应避免和乙酰胺基酚混合服用，以免伤肝伤身。

❤ 壮骨关节丸损害肝细胞

肝病患者服用壮骨关节丸要注意了。壮骨关节丸是治疗腰椎骨质增生、颈椎病、风湿性关节炎等骨病的复方中药制剂。经医学研究发现，它的药物配方里含有一种叫做淫羊藿的物质，该物质可直接损害肝细胞，给肝脏造成不利影响。

肝病患者服药时一定要慎重，最好在服药前去医院做一个肝肾功能检查。特别是老年患者，因其体质较差，抵抗力较弱，很可能同时患有几种疾病，而治疗其他疾病的药物也许会对肝脏造成损害。对于肝功能较差的患者，服药可在医生的指导下进行，适当减少壮骨关节丸的剂量。患者本身在没有经医生允许的情况下，自己不要擅自增加药量，更不要长期连续用药，以免增加肝脏负担，诱发疾病。值得注意的是，肝病患者在使用壮骨关节丸期间，一旦出现尿黄、皮肤黄染、胃口变差等症状，应立即停药，及早就医。

❤ 六味地黄丸不能乱吃

中药中，六味地黄丸是非常典型的进补药物。但是值得注意的是，六味地黄丸不能瞎吃，不能盲目进补。要根据不同人的不同体质进行科学的搭配，才能获得很好的效果。那么到底有哪些病症应忌吃六味地黄丸呢？下面就让我们来了解一下吧。

大多数人经常自己去药店购买六味地黄丸，在不了解具体药理的情况下，盲目进补，最终不但没有达到理想的进补效果，反倒加重了病情。经医学研究发现，六味地黄丸不适用于肾阳虚弱者服用。对于有手脚发凉、出冷汗、脸色发白等症状的肝病患者也应慎重服用六味地黄丸。因此以上症状均为肾阳虚弱者的临床表现，而六味地黄丸对肾阳虚弱者不但没有治疗效果，反倒会影响患者的健康，不利疾病的痊愈。

另外，六味地黄丸对患有肾阴虚者和肝阴虚者的患者很适用。对于有阵阵潮热、手脚热等症状的肝病患者来说，是可以选择六味地黄丸进补的。

❤ 盲目服用中草药损伤幼儿肝功能

幼儿抵抗力、身体素质较差，感染疾病后往往不容易治疗。大多数幼儿常患有咽喉痛、扁桃体炎、疮疖等症状，面对这种情况，许多家长往往会直接从药店购买些夏枯草、菊花、栀子等中草药给孩子服用，殊不知，这些药物会给幼儿的肝脏带来损害。因此，家长在发现孩子有以上症状的时候，一定要带孩子及早就医，进行科学有效的治疗，切忌自己盲目用药，而对孩子身体健康造成不利影响。

幼儿肝功能发育不全，而中草药中大多含有鞣质、生物碱等化学物质，这些物质会对幼儿的肝功能造成严重的损害。严重者会引起患儿消化系统、循环系统紊乱，导致患儿产生恶心、呕吐、心律失常等症状。有些中草药中还含有剧毒的硫化汞，少量服用可解毒、安神，但若服用量过多，则会引起患儿咽喉肿痛、睡眠不安、记忆力减退等症状。因此，家长要时刻注意对婴幼儿的用药治疗，远离对患儿肝脏有损害的药物。

❤ 保健品也"伤"肝

经医学研究发现，保健品会导致肝功能严重受损。特别是对肝病患者而言，长期且大量地服用保健品会增加肝脏负担，使患者病情加重。

由于肝病患者在日常饮食中，已经通过食物补充了充足的营养元素，在此情况下，若再服用大量的保健品，则会导致营养过剩，大量脂肪堆积于肝脏，大大增加了肝脏的负担，长此下去，将导致药物性肝损伤的发生，严重者还可导致肝硬化。

❤ 解酒药其实也伤肝

肝脏是人体的主要解酒器官，摄入人体的酒精在乙醇脱氢酶和乙醛脱氢酶等作用下被转化成乙酸和乙醛，再经过层层转换，最后以二氧化碳和水的形式排出体外。人们酒量的差异就是因为人体内所含的解酒酶数量不同，所以解酒药据此原理增加解酒酶的数量，但是解酒药无法明确增加人体内的解酒酶数量，因此只能缓解头晕、头痛、恶心、呕吐等症状，不能解决根本问题，反而还要肝脏代谢药物成分，加重肝脏负担。

医学专家表示，即使中药解酒药也不能分解酒精，只是对肝脏起到一定的保护作用。因此，人们不应以为有解酒药护身喝起酒来就无所顾忌，如果非喝不可也切忌空腹喝酒、喝得太快。

❤ 肝病患者应禁服的西药

　　西药因为成分的不同，损害肝脏的方式也不尽相同。有些西药可以直接毒害肝脏细胞，破坏整个肝脏细胞的结构；而有些抗原西药则通过与体内和肝脏内的抗原或者抗体发生反应破坏肝细胞。所以，肝病患者应有选择的用药，慎用有毒性的药物。

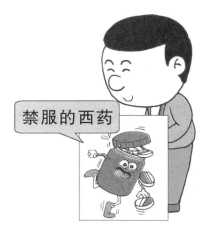

禁服的西药

　　抗抑郁药类中，苯乙肼、异丙肼、丙米嗪、阿米替林等最好不要服用。抗寄生虫药类中，硝硫氰胺和氯喹等最好不要服用。抗肿瘤药类中，甲氨蝶呤、巯嘌呤、门冬酰胺酶、农吉利碱、氮芥类、丝力霉素、更生霉素和光辉霉素等最好不要服用。中枢抑制药及抗痛风药类中，氯仿、三氯乙烯、消炎痛、辛可芬、秋水仙碱、氟烷、苯巴比妥、保泰松、扑热息痛、苯妥英钠、氯丙嗪及水合氯醛等最好不要服用。激素类和其相关药物中，甲睾酮、苯丙酸诺龙、氯磺丙脲、氨苯磺丁脲、己烯雌酚硫氧嘧啶、他巴唑等最好不要服用。另外，甲基多巴、利尿酸、双氢克尿塞、安妥明、硫唑嘌呤、大剂量烟酸及金属类药物最好不要服用。

❤ 肝病患者不宜服用的中药

　　虽然大多中药不具有副作用，但对于肝病患者而言，有些中药依旧不宜服用。如何首乌、蜈蚣粉、老虎节、白屈菜、金不换等容易引发急性肝炎；苍耳子、昆明山海棠、雷公藤等抗风湿疾病药可导致肝脏中毒性坏死；治疗银屑病的克银片、消银片、消银1号汤剂可能损害肝脏，长期服用复方青黛丸可能导致药物性肝炎；含有藤黄、千里光、贯众、及己（四块瓦）、川楝子等的杀虫解毒药也会伤害肝脏。

另外，具有软坚散结、化瘀功效的中成药也不适合肝病患者服用。如治疗甲状腺肿或者甲状腺瘤、乳房肿块、子宫肿瘤等的百消丹、大活络丹、华佗再造丸、增生平、疳积散等；柴胡口服液、小柴胡制剂、柴胡滴丸可能是含有原浆毒的原因，会对肝脏产生劫肝阴的副作用，因此最好也不要长期服用。

❤ 保肝，应避免药物伤害

对于肝病患者来说，肝功能本身就很虚弱，若随便用药，难免会加重肝脏负担，导致病情加重。因此，肝病患者需谨慎用药，不可盲目用药，若遇到不得不用的情况应该寻求医生的帮助，选择对肝脏伤害最小的药物，不要擅自增加用药剂量。另外，患者切忌听信一些江湖游医所说的偏方，那些都是毫无科学依据的，患者选择药物应去正规的医院或药店购买。

肝病患者在服用西药时最好不要同时服用中药，以免药性相克，加重病情发展。服用药物时要看清药物的生产日期，以免误服过期药物，造成身体不适。用药后若出现身体不适状况，应及时就医。值得注意的是，肝病患者吃药时忌同牛奶、咖啡等一起食用。儿童肝病患者用药应遵医嘱，家长不可将大人用药量折半给孩子服用，以免造成严重后果。

❤ 肝病患者用药须知

　　肝病患者在服药时应结合自身基本情况谨慎用药。如肝毒性药物，这类药物对肝脏器官有毒副作用，服用后会增加肝脏的负担，使病情愈加严重。如果患者处于以下情况也应谨慎服药，最好在医生的指导下用药。

　　肝病患者饥饿难耐处于极度空腹状态时，应先摄取一定的食物后方可用药。如果肝病患者长期食欲不振、出现营养不良等情况，在服药前应该先咨询医生，如果营养不良的情况较严重，应先改善营养不良的状态，再行用药。长期饮酒并且无法戒酒的患者更应谨慎用药，若是刚刚饮过酒之后，不能立即服药。

　　有些肝病患者会凭借着上一次的治疗经验，自行服药。其实，这种行为十分不妥，再次患上肝病的患者体内的病毒可能会有一定的抗药性，在服用药物时更应谨慎，最好是在医生的指导下严格用药，进行二次治疗。

❤ 肝病患者需要了解各种中西药的毒性

　　俗话说，是药三分毒。不管是中药还是西药，对肝脏都会有或多或少的不利影响，因此，肝病患者应该充分了解医药知识，认清对肝脏有害的中西药，科学选药，使病情得到有效治疗。

　　对于解热镇痛抗炎类药物，肝病患者应慎用。这类药物对肝脏有很强的毒副作用，患者服用此类药物后，会给肝脏带来很大的负担，导致病情迅速恶化。像苯巴比妥、甲基苯巴比妥等都属于此类药物。另外，有些肝病患者精神状态较差，常常失眠，因此，往往会选择一些镇静催眠类药物服用。其实，这种做法非常危险，此类药物也可加重肝脏负担，损害肝脏，应用时应慎重。对于这类患者来说，平时如果多参加体育锻炼，合理安排作息时间，科学饮食，症状方可好转。

患者在中药的选择上也应认清哪些药物对肝脏有损害功能。经医学研究发现，目前有近百种的植物生物碱具有肝毒性。患者若服用此类药物，无疑是对肝脏的进一步伤害。

像黄丹、何首乌、穿山甲等中药，本身就具有一定毒性，用它们治病有"以毒攻毒"之意。苍术苷的毒性已广为人知，它可以引发患者肝细胞性肝炎，甚至引发低血糖及肾衰竭。有些中草药也属于此类药物范畴，患者也应谨慎选择，以免对肝脏造成不利影响。

由于对中药的不科学采挖，以及环境对其造成的污染，导致很多中药药效平平，起不到有效治疗疾病的作用。所以，肝病患者平时一定要注意在医生的指导下选择用药，提高自我保健意识。

❤ 肝病患者常见用药误区

目前，多数肝病患者的用药观点是错误的。主要表现为：认为治疗肝病大量用药才为好，其实，不仅没有好处，反而会增加肝脏的负担，影响肝脏的正常运行；认为进口药物更具疗效，这种想法也是不对的，盲目使用进口药，不仅会增加自身的经济负担，同时也可能起不到预想的效果；认为便宜没好货，药的价格越高越有效，其实国家一直在坚持走平价路线，所以并不存在与药效相关的问题；对药品的不良反应或副作用视而不见，这是很危险的做法，肝病患者在用药前，应向医生了解药品的相关知识，这样在出现问题时才能及时解决；一些轻微肝病患者急于用药，其实，如果肝脏受损不大，可以不必用药；认为只要对肝脏好的药物都可以服用，这种滥用药物的行为是不可取的，如果盲目服用也会加重肝脏负担。

❤ 治肝炎慎用清热解毒药

肝炎患者用药一定要谨慎，特别是应慎用具有清热解毒功效的中药。这类药物可能会使患者发生不良反应或使病情加重。

经医学研究发现，清热解毒的中药只适用于黄疸型肝炎的患者，因为这类患者会有发热、全身不适、乏力等症状的发生。

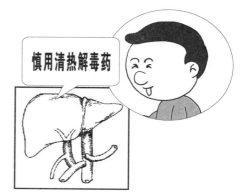

慎用清热解毒药

而对于无黄疸型肝炎患者来说，服用清热解毒的中药则会导致不良后果。特别是对于脾肾阳虚的患者来说，更应忌用清热解毒中药，以免引发患者腹泻、腹胀等症状，使病情加重。

肝病患者用药需遵医嘱，切忌自己盲目用药。有些患者盲目跟随别人用药，结果导致所服用药物与自身病情不符，使病情加重。还有的肝病患者只认准"清热解毒"的标识就盲目用药，由于对药物药理病情认识不足，结果加剧了病情的恶化。

❤ 脂肪肝患者不可盲目用降脂药

脂肪肝是一种很常见的病症，患病的人群也相对广泛。其中，年轻患者占了很大的比例。这都是由不合理的饮食习惯造成的。为了达到降低血压血脂的目的，服用了大量的降脂药，有的反而起到了反效果。专家指出，脂肪肝患者中只有一部分患者血脂会升高，大多数患者是不需要服用降血脂药物的。其实，要想拥有一个健康的肝脏还是应该听从医生意见，切记不可乱服药。

另外，即使是伴有高血脂的脂肪肝患者，也不应该盲目的服用降血脂药。因为，药物本身会造成肝脏的负担，从而加重脂肪肝患者的病情。长期滥用降血脂药物的患者，会引发一系列其他并发症，严重者会发展成肝硬化。因此，如果是酒精性脂肪肝患者，戒酒是最好的治疗方法，不需要服用降血脂药。如果是普通的脂肪肝患者，只要保持良好的饮食习惯，适当运动即可。

❤ 乙肝患者多种药物同服伤肝

有的患者病情稳定，肝功能基本正常，且已多年不复发。但在服用退热药、止痛片等药物后，肝病却再次复发了。面对此种情况，患者往往会感到非常奇怪，为什么这么多年好好的，病情会突然复发呢？

其实，根本原因是肝病患者所服用的止痛药、退热药等对肝脏功能具有损伤作用，致使肝病再次复发。因此，患者在病情稳定之时，切忌不要胡乱购买一些药物盲目服用，以免使稳定多年的疾病再次复发。药物致使肝脏损伤时，少数患者会出现隐痛、食欲不振等症状，多数患者不会有不适的症状，累积多时，爆发后将一发不可收拾。因此，对于经常服用容易引起肝损伤药物的患者一定要定期去医院检查，以便及时处理。

值得注意的是，患者服药时，一般不要超过三种，以减少肝脏负担和药物对肝脏的损害。若患者出现感冒、关节痛等症状而需要用药物治疗时，千万不能滥用，应按照医生的指导，选择对肝脏影响较小的药物。

♥ 乙肝患者需坚持治疗

面对乙肝问题，好多患者诚惶诚恐。其实，没有必要这样的。乙肝并不是绝症，只要及时预防和治疗，就能得到全面控制。研究表明，e抗原阳性慢性乙肝患者接受正规治疗以后，如果检测不到乙肝病毒DNA，转氨酶正常，那么再坚持抗病毒治疗一年就可以停药了；如果是e抗原阴性患者，如果转氨酶恢复正常并且检测不到乙肝病毒DNA，那么再坚持治疗一年半也可以停药。乙肝患者需终身服药的说法是没有科学依据的，只要坚持治疗，很快就可以得到抑制。

三、中草药护肝出奇效

中草药一直被广泛认同和应用，护肝功效同样不可小觑。本节所荐中草药均以科学为依据，考药物的性味、主治功能，还依靠药理和毒理等精选而出，帮您有针对性地选择药物，取得理想的养肝护肝效果。

❤ 增强肝病患者免疫力的中药

随着肝炎患者的日益增多，调节肝炎免疫的中药也相应地被发现。下面就来介绍几种可增强肝病患者免疫功能的中药。

银耳可改善、调节机体免疫功能，提升白细胞，增强机体免疫力。云芝，可促进人体细胞的免疫功能，使患者肝功能增强。其中，猪苓可使机体淋巴细胞转化率上升，使巨噬细胞的吞噬活力提高。有此功能的药物还有白花蛇舌草、金银花、山豆根等。

黄精、仙茅等中药可增强B细胞功能，提高免疫球蛋白。另外，黄芪、人参、灵芝等中药还有增强机体T细胞的功能。能清除人体免疫复合物的中药还有大黄、益母草、丹参等。值得注意的是，丹参不仅有增强免疫力的功效，还有活血化瘀的作用。

❤ 辅疗脂肪肝的中药

众所周知，脂肪在肝脏堆积过多往往会形成脂肪肝，而治疗脂肪肝的方法也有很多，可通过饮食、运动和药物辅助治疗，且效果明显。那么，应该配合哪些中药进行辅助治疗呢？下面我们就来为大家一一介绍。

大黄有泻下通便、清热解毒的功效，还能降低肝病患者血压、胆固醇。肝病患者每次适量服用大黄，对脂肪肝的形成可起到很好的预防作用。需要注意的是，大黄需在饭后服用，若服后见便稀量多，应立即停药或减少用量。制首乌性温味甘苦，是补益强身、延年益寿的良药。经试验表明，制首乌具有降血压、降血糖、软化血管的功效。决明子也是降压、降血脂的良药，患者服用，可清肝明目、润肠通便。对脂肪肝的预防有很好的效果。

山楂性微温味酸甘，具有降血压、降血脂等作用。另外，山楂还能增强肝病患者的心脏功能，使患者心脏健康运转。山楂可制成山楂糕，味道鲜美。枸杞子性平味甘，可补肝阴、养肝血、益精明目，是肝病患者的良知益友。它可以抑制脂肪在肝细胞内沉淀，促进细胞再生，既可制作菜肴食用，也可当茶饮用。

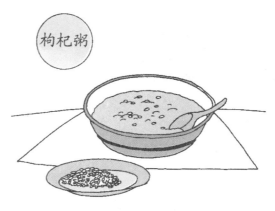

枸杞粥

❤ 护肝解毒——山豆根

山豆根性寒味苦，具有清热解毒、消肿止痛的作用。山豆根还可治疗咽喉肿痛、急性扁桃体炎、牙龈肿痛等病症，且效果显著。另外，山豆根还对肝经热毒引起的肝炎有很好的治疗作用。所以，平时常服山豆根，对肝脏健康很有好处。

经医学研究发现，山豆根可降低肝损伤动物血清的丙氨酸氨基转移酶，能减轻肝脏损害，使坏死组织得以修复，增加肝糖原含量。山豆根还能预防和治疗慢性肝损伤纤维化形成，对慢性肝炎肝细胞坏死有很好的改善作用。山豆根还对肝炎病毒有直接的抑制作用，可改善机体免疫功能，提高细胞免疫力，从而使病毒得到清除。

用山豆根研制的注射液，可有效治疗慢性活动性肝炎，恢复血清丙氨酸氨基转移酶，提高血清白蛋白，降低球蛋白。尤其在降酶、乙型肝炎抗原转阴方面效果最佳。

❤ 护肝退黄疸——垂盆草

常服垂盆草可治疗咽喉肿痛、口腔溃疡、急慢性病毒性肝炎等症状，它性凉味甘淡、微酸，且无毒，具有清热解毒、利湿、消肿排脓等作用，是日常生活中治疗肝病最有效的药用植物，且对烧伤、毒蛇咬伤的肝病患者尤为适用。

经医学研究发现，垂盆草对四氯化碳引起的肝损伤有明显的保护作用，对降低血清丙氨酸氨基转移酶有很好的作用，还可减轻肝纤维化程度，是肝病患者必不可少的佳品。垂盆草总氨基酸可降低转氨酶，其中的生物碱对降低丙氨酸氨基转移酶、控制肝炎患者病情发展有很好的效果。

另外，垂盆草对治疗急性肝炎有明显的效果，它可使转氨酶恢复正常，有明显的退黄降酶作用。但是它对白球比倒置、乙型肝炎表面抗原转阴效果不如前者显著。

❤ 护肝利胆——黄芩

黄芩性平味苦，具有清热燥湿、解毒泻火、止血等功效。它不仅有保肝护肝、解毒利胆的作用，其煎剂、提取物给动物注射还有增加胆汁分泌的功效，利胆作用更为显著。

黄芩苷对于饲养宠物的肝病患者来说还有其他用途，如对于家养兔的总胆管结扎所导致的血胆红素含量的升高，可起到有效的促进作用。另外，对过氧化脂质的实验性肝损伤，黄芩苷可抑制血清中门冬氨酸氨基转移酶和丙氨酸氨基转移酶的升高。因此，黄芩对肝内过氧化脂质的形成有很好的抑制作用。

患者因酒精导致的脂肪肝、高脂血症及肝损伤等症状，可服用黄芩，因其中含有的黄芩酮对其症状均有很好的改善作用。试验发现，黄芩针剂对治疗迁延性肝炎、慢性肝炎、黄疸性肝炎等均有良好的疗效。黄芩中的黄芩苷对急性胆道感染、肝硬化合并胆道炎、胆道炎并发肝脓肿等症状，均有一定的治疗效果。

❤ 护肝降酶——柴胡

柴胡性微寒味苦、辛，具有解表和里、疏肝解郁、升提中气等作用，且有良好的护肝降酶功效，其中，柴胡煎剂对治疗因四氯化碳所导致的小鼠肝损伤有很好的效果，它可减轻肝细胞慢性坏死，促使肝细胞内蓄积的糖原及核糖酸含量大部分恢复或接近正常，使血清丙氨酸氨基转移酶活力显著下降。因此，柴胡是日常生活中肝病患者不可缺少的药品。

柴胡有抗肝损伤的作用，会影响干细胞膜活性，对细胞膜有直接的保护作用。另外，小柴胡汤对半乳糖胺所致的肝损伤有对抗作用，使肝炎病人的丙氨酸氨基转移酶活性下降，抗肝效果显著。柴胡中含有的柴胡皂苷有抗炎作用，对促进肝脏蛋白质合成、增加肝糖原、改善高血脂、预防脂肪肝有很好的作用，对纤维增生也有一定的抑制作用。值得注意的是，对于有舌红无苔、肝阴亏损、肝炎上亢的肝病患者，应禁用柴胡。

研究表明，服用小柴胡汤对于治疗乙肝很有帮助。此汤味苦微甜，有疏肝和胃、和解少阳等功效，还可解热抗炎。它可促进某些乙肝病毒标志物阳性，能抗肝纤维化，调节机体免疫功能。

♥ 护肝抗病毒——板蓝根

板蓝根性寒味苦，具有清热解毒、凉血利咽的功效，且有很好的抗病毒作用，多用于病毒性肝炎、流行性腮腺炎、流感等疾病。

经医学研究发现，板蓝根不仅具有良好的抗菌、抗病毒作用，还对各种肝病有较好的疗效，是肝病治疗的最佳药品。单味板蓝根可使阳性乙型肝炎患者表面抗原转阴，其注射剂对治疗急性黄疸型肝炎也有显著效果。另外，板蓝根的复方制剂也可治疗传染性肝炎，可促进肝功能恢复。

板蓝根可内服外用，简单方便，一般情况下安全无毒，但其注射剂不宜长期使用，否则会使消化道出血、呼吸困难，因此，使用时应严格注意。

❤ 护肝补气益血——党参

党参性平味甘，且微酸。含有碱、葡萄糖、淀粉等成分，具有补中益气、健脾益肺的功效，适用于脾肺虚弱、气血两亏、内热消渴等症状。

党参治疗肝病既在降酶退黄方面有较好的疗效，还在促进蛋白合成、增强免疫力方面有显著效果。长时间服用党参，可增加肝病患者体内肝炎病毒表面抗原转阴率，有利于疾病的治疗。对于慢性肝病常见的脾虚腹胀、便溏腹泻、四肢乏力等症状，均可服用党参治疗，有助于患者补中益气、和胃调中。党参既能补气，又能补血，常用于乏力、头晕等症状。

经医学研究发现，用党参和山药、白茅根组方治疗肝硬化腹水，效果明显。值得注意的是，对湿热偏盛、转氨酶过高的患者，服用党参可导致丙氨酸氨基转移酶长期不降。

❤ 护肝补中——甘草

甘草性平味甘，具有补中益气、祛痰止咳、解毒等功效，适用于脾胃虚弱、咳嗽痰多等症状，是肝病治疗的常用药。

甘草及其提取物具有去氧皮质酮样作用，而甘草甜素和甘草次酸又具有糖皮质激素样抗炎的作用。对胃酸的分泌有抑制作用，能直接吸收胃酸，促进溃疡愈合。甘草及其提取物还具

有解毒、抗菌等作用，另外，甘草的镇咳作用效果明显。甘草能促进蛋白质合成，对肝损伤有明显的保护作用，可减轻肝脏

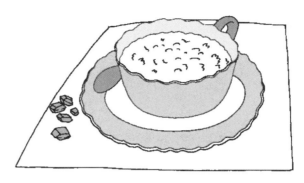

变性和坏死，并可通过降糖护肝，以达到降酶和改善肝功能的目的。

甘草可增强肝脏的解毒功能，对病毒性肝炎、脂肪肝、药物性肝损伤有很好的治疗效果。另外，炙甘草还可补益中气、强身健体，对慢性肝病和体质虚弱、失眠多梦的患者也有很好的疗效。

❤ 补肝消炎——马兰头

马兰性味甘平微寒，且无毒。含有丰富的维生素C、有机酸、蛋白质、少量的脂肪及钙、铁等无机盐，有利湿消肿之功效，且有抗菌消炎的作用。

马兰头具有清热解毒、凉血利尿的作用，对于急性黄疸型肝炎有良好的食疗效果。不论是做汤还是做粥，都很适合肝病患者食用。马兰头的药用效果与板蓝根相似，但是没有板蓝根的苦味，更加不会引起恶心、呕吐等不良反应且具有促进肝炎病毒表面抗原转阴的作用。

另外，马兰头还适用于急性肝炎，咽喉、扁桃体炎等化脓性炎症。对预防流感、跌打肿痛也有很好的功效。马兰头炒猪

肝还可治疗小儿疳积、夜盲症等。对外伤出血、疮疖肿毒等，可捣烂外敷，有较好的疗效。值得注意的是，马兰头性凉，脾胃虚寒者不宜多食。服此期间，也应忌食辛辣油腻食品。

❤ 降酶绝佳——丹参

丹参性微寒味苦，具有活血祛瘀、消肿止痛、疏肝解郁等功效，多用于疮疡肿痛、慢性肝炎、肝硬化等病症的临床治疗，且效果显著。

实验表明，丹参水煎剂对小鼠的多肝病模型具有明显降低肝损伤动物血清转氨酶活力的作用，还可减轻急性肝损伤时肝组织内三酰甘油的含量，对促进肝细胞再生、抑制胶原纤维增生、防止实验性肝硬化发生、减轻间质炎症反应等症状，均有一定的疗效。

用丹参研制成功的注射剂对慢性肝炎的治疗，降酶效果明显，治疗效果显著。另外，丹参还可以提高机体免疫功能、回缩肝脾肿大、发挥抗肝纤维化等。目前，用丹参研制出来的制剂也很多，有复方丹参片、丹参注射液、丹参酮片等丹参虽然毒性很小，但是个别肝病患者若服用后出现头晕、心慌、恶心等不良症状，应及时向医生反映情况，合理调整用药，以免加重病情。

❤ 降低转氨酶——五味子

五味子性温味酸甘，有收敛固涩、益气生津、补肾宁心、滋阴补虚的功效。对久咳虚喘、心悸失眠等有很好的治疗作用。

经研究发现，五味子对肝病患者血清丙氨酸氨基转移酶高有很好的降低作用，同时也能使肝炎患者升高的高丙氨酸氨基转移酶降低。经实验证明，五味子能使实验性肝损伤动物的丙氨酸氨基转移酶活力下降，并可改善食欲不振、乏力、失眠等症状。

五味子还可保护肝脏和促进肝细胞再生，使肝脏的解毒功能和肾上腺皮质功能增强，从而促进肝脏功能的恢复。另外，五味子的降酶性能优于任何药物，它的联苯双酯是目前最好的降酶药物，对患者康复大有益处，特别是急性病例中黄疸型较无黄疸型治愈率更高。值得注意的是，个别患者服用五味子后会有胃灼热感、胃痛、恶心等副作用，而且患有胃溃疡、高血压等疾病的患者应禁用。

♥ 抗炎利胆——三七

三七性微温，味甘、苦，具有很好的祛瘀止血、消肿定痛的作用，多用于肝病患者吐血、冠心病、心绞痛等症状。不仅能活血，还能止血，效果显著。对于治疗病毒性肝炎有很好的作用，对肝硬化的发生发展也有一定的防治效果。

经实验表明，三七中含有的人参三醇皂苷对肝病患者的中枢神经系统有兴奋作用，对于防止疲劳有一定的疗效。三七有明显的抗肝利胆的作用，对肝细胞的再生也有促进作用。其中，三七总皂苷能促进肝脏对蛋白质的合成。

三七注射液有明显的降低血清丙氨酸氨基转移酶活力的作用，对急性肝损伤有明显的治疗作用。它还可以治疗不明原因的肝功能损害及肝脏疾病引起的丙氨酸氨基转移酶增高，对慢性肝炎患者的血清蛋白也有所改善。三七的护肝降酶功能效果显著，对慢性肝损害之丙氨酸氨基转移酶升高的患者疗效更好。

❤ 滋阴清热——地黄

生地黄性寒味甘苦，具有滋阴清热、凉血止血等功效，可用于热病烦躁、消渴等症状。熟地黄性微温味甘，滋阴补血，可用于贫血头晕、气血失短、虚汗等症状。

经医学研究发现，生地黄有调节机体免疫反应的作用，能增加细胞免疫功能、促进淋巴细胞转化、消除免疫复合物。熟地黄可作用于造血细胞，有免疫激发的作用，对提高细胞免疫功能、改善肝细胞功能、促进蛋白质合成、提高血清蛋白水平有很好的作用。

另外，地黄及其提取物有保护肝细胞、防止肝糖原减少、加强肝脏解毒、提高细胞免疫、抗肝炎病毒等作用。用生地黄、枸杞子配合化疗治疗晚期肝癌，有提高免疫功能、延长患者生存期的作用。值得注意的是，对于食欲不振、大便稀溏的患者应忌食。

❤ 抗肝炎病毒——何首乌

何首乌性微温味苦、甘、涩，具有补益精血、解毒等功效，适用于肝肾不足、精血亏虚、疮毒等症状。

何首乌能减少胆固醇在肠道的吸收，可阻止胆固醇在肝内沉积，阻止类脂质在血清滞留或渗透到动脉内膜，从而有防治动脉粥样硬化的作用，对于肝脏也具有一定的保护功效。经医学研究发现，何首乌中的卵磷脂有强心作用。而首乌注射液有轻度增加冠脉流量作用和减慢心率的作用，对心肌缺血有一定的保护功效。另外，何首乌所含的蒽醌衍生物有抗菌作用，它可以促进肠管蠕动而致泻，经炮制后失去泻下作用，而滋补作用增强。

何首乌对补肾填精也有很好的作用，对于慢性肝病、腰膝酸软、头晕目眩、失眠多梦、肠燥便秘有很好的疗效。另外，何首乌具有较好的抗肝炎病毒作用，对肝炎病毒携带者和慢性肝炎患者的治疗有很好的效果。

❤ 改善肝功能——冬虫夏草

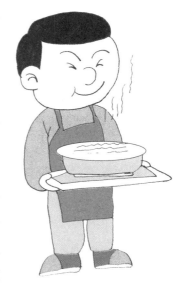

冬虫夏草性温味甘，具有益肾补肺、止咳化痰的功效，适用于肝病患者久咳虚喘、腰膝酸痛、自汗盗汗、病后体虚等症状。慢性肝炎伴身体虚弱者服用此药，可有效改善患者身体状态，防止疾病进一步入侵。

冬虫夏草可有效改善肝功能，对提高病人血浆白蛋白、免疫球蛋白等有很好的作用。冬虫夏草里含有的虫草菌丝对于治疗慢性活动性肝炎、肝硬化等疾病有很好的效果，可有效地促进肝功能的正常运转、消除患者肝腹水现象。

另外，经试验表明，用冬虫夏草制作成的胶囊，患者服用后可起到保肝护肝的作用。因此，肝病患者宜常服冬虫夏草。

❤ 保护肝细胞——白术

白术性温味甘苦，具有健脾补气、燥湿利水等功效。适用于脾胃气弱、食欲不振、黄疸等症状。

白术对保护肝细胞有一定的作用，对各型肝炎引起的丙氨酸氨基转移酶升高有很好的促降作用。多用于病毒性肝炎、酒精性肝炎、脂肪肝等疾病的治疗。白术还有健脾利水的功效，且效果较强，对于肝硬化腹水之脾虚湿盛的患者，可与黄芪等同用，效果更好，是肝硬化腹水治疗的上品。

经科学研究发现，白术及其提取物对急慢性肝炎、肝硬化、肿瘤均有较好的疗效。特别是以白术和柴胡为主的复方制剂，对治疗乙型病毒性肝炎有很好的作用。它可使患者腹水消失、倒置的血浆蛋白比值得到纠正、改善肝功能等。另外，白术和党参配合还具有清热解毒的作用。

❤ 促进肝细胞再生——猪苓

猪苓是我国常用的菌类药材，其性平味甘、淡，具有渗湿利尿的作用。猪苓中含有的猪苓多糖，可增加肝糖原的积累，促进肝细胞再生。它还能提高细胞的吞噬活力，对细胞免疫有促进作用，并具有促进肝炎表面抗体生成作用。猪苓是肝病患者的最佳选择，对治疗肝炎有很好的作用。

经研究发现，从猪苓中提取分离出的葡聚糖，可制成猪苓多糖注射液。这种注射液对肝病的治疗有很明显的效果，可使患者症状得到明显的改善，使丙氨酸氨基转移酶降低，还可抑制病毒复制转阴，使患者的病情得到有效的控制。

另外，对肝癌放疗、化疗的患者来说，还可提高患者抗体免疫力，无骨髓抑制现象，使患者的平均生存期明显延长。猪苓没有毒副反应，很适合肝病患者服用，而且猪苓多糖加乙肝疫苗对治疗慢性肝炎也有很明显的效果。

❤ 保肝又治肝——黄芪

黄芪性温味甘，具有补气升阳、利水退肿等功效，可用于保护肝脏、防止肝糖原减少。经研究发现，黄芪对肝损伤动物的血清丙氨酸氨基转移酶有降低作用，可使肝功能得到改善。

黄芪对于慢性肝病有很好的治疗作用，它可增强慢性肝炎患者的细胞免疫功能，因此对于慢性肝炎免疫功能异常者有很好的治疗效果。黄芪及其制剂已普遍用于肝病治疗中，尤其在乙型肝炎方面，使用更为广泛。在慢性肝炎治疗中使用黄芪，可使淋巴细胞转化率升高，并诱生干扰素。

黄芪还可改善肝内微循环、促进白蛋白合成，十分有利于肝病的治疗。

❤ 治疗肝病佳药——田基黄

田基黄性凉味甘苦，具有清热解毒、利湿退黄、消肿散瘀等作用。适用于湿热黄疸、目赤肿痛、热毒疮肿等症状，对急慢性肝炎、早期肝硬化、肝区疼痛、肺脓肿等症状也有很好的疗效。

田基黄水煎液具有良好的利胆退黄、降低转氨酶的作用。而田基黄针剂对急性黄疸型和非黄疸型肝炎治疗较好，其次是迁延性、慢性肝炎，用药后肝功能都会有明显改善。另外，田基黄注射液对治疗迁延性慢性肝炎也有很好疗效。

肝病患者服用田基黄还有消炎解毒的功效。田基黄对肝炎球菌也有不同程度的抑制作用，可使肝脏远离病菌损害。此外，它还可用于治疗小儿肝炎，疗效颇佳，因其毒性很小，用之均无不良反应，尤其对老人和儿童更为实用。

❤ 治疗肝病上选——连翘

连翘性微寒味苦，具有清热解毒、散结消肿的作用，多用于急性肝炎、病毒性肝炎等疾病的治疗，且效果显著，对肝病患者的健康很有帮助。

对于肝病患者来说，服用连翘是最佳的选择。因为连翘具有很好的护肝作用，它可以减轻四氯化碳所导致的肝脏变性和坏死，对急性肝损伤具有一定的治疗作用。因此，连翘是肝病患者的上等药品，它能使肝细胞内蓄积的肝糖原、核糖核酸大部分接近正常，使血清丙氨酸氨基转移酶活力明显下降。

经试验表明，由连翘制成的连翘丸，对治疗急性黄疸型及无黄疸型肝炎有很好的效果，患者在用药后食欲明显增加，且精神状态也大有起色。另外，对于患有湿热型急性肝炎的患者也可服用连翘丸，效果也很显著。

❤ 治疗多种肝病——大黄

研究表明，大黄提取物稀释后能对人体产生干扰素，可提高机体抗病毒的能力，对肝炎病毒也有很好的清除作用。大黄的抗病毒作用效果十分明显，它可以对绝大多数的革兰阳性菌起到抵抗作用，消除炎症反应，并对细菌感染起到很好的防治作用。

大黄也可以制成煎剂服用，效果也很明显。大黄煎剂中含有的鞣质可有效抑制肝炎表面的抗原体。大黄可以治疗多种肝病，且效果显著，患者每日服用大黄，可显著提高降低急性黄疸炎症的效率，使血清胆红素明显下降。

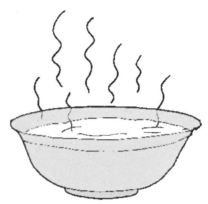

单味大黄还可治疗亚急性重症肝炎，对重症肝昏迷的患者，服用生大黄煎剂，可提高治疗疗效，加速昏迷苏醒。大黄毒性较低，虽然会对利胆退黄、清热解毒有明显的效果，但是也不宜久服，且孕妇忌用。

❤ 治疗各种肝炎——灵芝

灵芝性温味甘淡，具有滋补强壮、扶正固体、健脾利湿、解毒保肝等功效。多用于治疗肝病患者伴有的高脂血症、高血压病、消化性溃疡等症状，效果显著。

经研究表明，灵芝除具有保护肝脏解毒功能和防止脂肪变性的作用外，还可减轻炎症，促进肝损伤恢复。灵芝对机体的免疫功能有很好的促进作用，在治疗慢性肝炎时可以使白细胞移动抑制试验转阳率提高，促使病情早日康复。

单味灵芝可治疗各种肝炎，具有降酶、退黄、纠正蛋白倒置、止肝痛等效果，对肝炎患者改善食欲也有一定的作用。另外，灵芝注射液对于治疗迁延性和慢性肝炎有很好的效果，其降酶率很高，可使肝功能得以改善，症状明显消失。用灵芝治疗肝癌，可使甲胎蛋白转阴率提高，为癌症患者的康复带来佳音，从而也为我们提供了治疗各种肝病的有效途径。

❤ 常见的治疗乙肝偏方和药茶

治疗乙肝的药物多种多样，当然也包括一些偏方和药茶。但是这些偏方和茶药不是江湖术士口中的偏方，它是经过科学证实确实对肝炎患者有治疗作用的药物，因此，广大肝病患者尽可放心服用。

对于急性乙肝患者来说，因其病因为湿热之邪，故具有很强的传染性，且病程长，容易由急性变成慢性。因此，清热利湿是肝病患者首要的治疗方略。另外，治疗乙肝尤其要重视益气养脾、调节机体免疫功能及对疾病的抵抗能力。解毒排毒也很重要，由于肝脏是人体强有力的解毒器官，若肝功能发生障碍，其解毒功能就会降低。还有，患者要改善局部微循环障碍，使受损肝细胞得以恢复，才能使肝病较快得到控制。

可将黑豆、小枣、核桃仁、不放碱的馒头、明矾，碾碎后倒进煮沸的蜂蜜中搅拌均匀，和成药丸，用温水服用既可。除了偏方，服用药茶也可起到保肝降酶的作用。最常见的药茶有女贞子茶、五味子红枣冰糖茶等，此类药茶均有降低转氨酶、保护肝细胞的作用。